中医养生速查宝典

小病自我诊疗速查

刘宏超 编著

中国科学技术出版社

·北 京·

图书在版编目（CIP）数据

小病自我诊疗速查 / 刘宏超编著 . -- 北京：中国科学技术出版社，2025. 6. -- ISBN 978-7-5236-1438-9

Ⅰ . R4

中国国家版本馆 CIP 数据核字第 20254M2U53 号

策划编辑 于 雷 韩 翔
责任编辑 于 雷
装帧设计 翰墨漫童
责任印制 徐 飞

出　　版 中国科学技术出版社
发　　行 中国科学技术出版社有限公司
地　　址 北京市海淀区中关村南大街 16 号
邮　　编 100081
发行电话 010-62173865
传　　真 010-62179148
网　　址 http://www.cspbooks.com.cn

开　　本 880mm × 1230mm 1/64
字　　数 79 千字
印　　张 2.5
版　　次 2025 年 6 月第 1 版
印　　次 2025 年 6 月第 1 次印刷
印　　刷 鸿鹄（唐山）印务有限公司
书　　号 ISBN 978-7-5236-1438-9
定　　价 25.00 元

内容提要

本书是一本面向普通人群的自我诊疗指南，覆盖了内科、外科、皮肤科、五官科、男科、妇产科、儿科及家庭急救措施等八大领域的常见疾病。书中详细介绍了数十种临床各科疾病的自我诊断、自我治疗和自我调养方法。其中，“自我治疗”部分包含了实用单方、特效偏方及贴敷、按摩等多种治疗手段，内容全面且实用，易于操作；“自我调养”部分则强调了日常起居注意事项和饮食禁忌，旨在实现治疗与调养的双重目标。本书特别适合成为普通家庭健康指南的参考用书。

目录

CONTENTS

编者公告

本书旨在为广大读者提供养生保健参考，并非医疗手册。书中所提供的信息不能代替医生的诊疗与处方。如果您怀疑自己身患疾病，建议及时去医院进行必要的诊断与治疗。

Part 1

内科疾病

内科疾病种类繁多，主要包括呼吸系统疾病、消化系统疾病、循环系统疾病及内分泌、代谢疾病等。内科疾病对人们的日常生活产生极大的困扰，因此一定要设法预防和治疗。本章详细介绍了内科常见病的治疗方剂和外治疗法，为身体筑起一道健康防护墙。

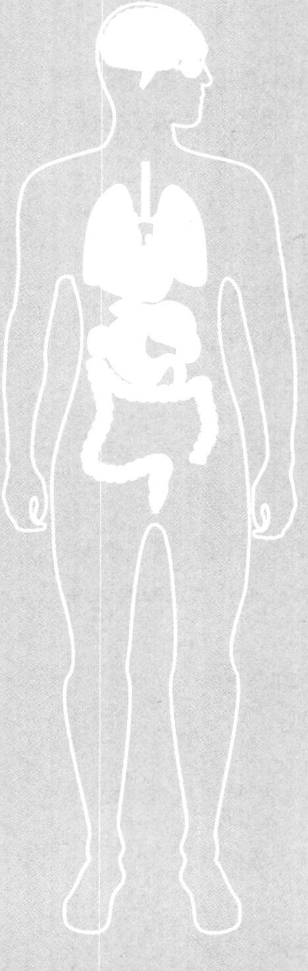

感冒

感冒是一种呼吸道疾病，主要由患者或携带流感病毒者的呼吸道分泌物通过说话、咳嗽等方式经空气由飞沫传播。

症状表现

◎普通感冒：鼻塞、流涕、打喷嚏；咽部干痒涩痛、声音嘶哑；畏寒、怕风、发热、头昏、全身乏力。

◎流感：畏寒、高热、乏力，或咳嗽、咳痰，或恶心、呕吐。

实用单方

三花茶

材料 茶叶10克，玫瑰茶3克，薄荷、菊花各5克。

做法 锅中加水煮沸，然后用开水200毫升冲泡，5分钟后取汁即可。

用法 每日3次。适用于风热感冒。

佩兰饮

材料 佩兰10克。

做法 将佩兰用大火水煎，去渣取汁。

用法 每日1剂。适用于流行性感冒。

穿心莲饮

材料 穿心莲30克。

做法 将穿心莲水煎。

用法 每日1剂，3次分服。适用于流行性感冒。

特效偏方

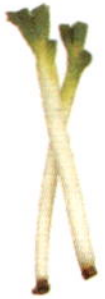

取糯米50克，葱白7根，生姜末6克。将糯米加适量清水煮成粥，起锅前投入葱白、姜末焖盖片刻。适用于风寒感冒。

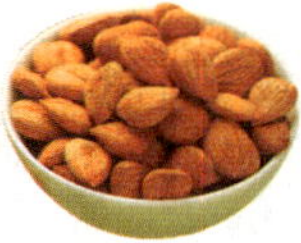

取麻黄9克，桂枝、杏仁各6克，甘草3克，生姜、葱白、豆豉各适量。将所有材料加清水共煎取汁即可。适用于风热感冒。

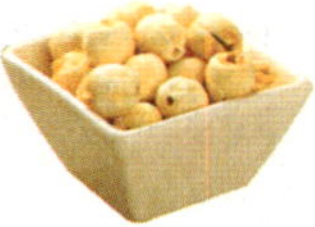

取人参7克，莲子10颗。先用水将莲子浸泡2小时，再将其洗净后与人参放入锅内，加入200毫升水共煮，至莲子熟透即可。温服。

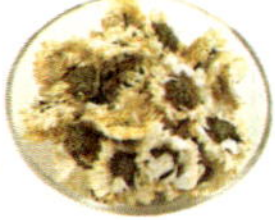

大白菜根3个，菊花15克，白糖适量。白菜根切片与菊花共煎汤加白糖趁热服。

取当归2片，黄芪10克，鸡半只，盐适量。将鸡切块，用开水汆烫、去沫、洗净，再将鸡块与其他材料一并放入锅中，加清水没过材料，先用大火煮沸，再转小火熬煮至鸡肉熟透，加盐调味即可。食鸡饮汤。

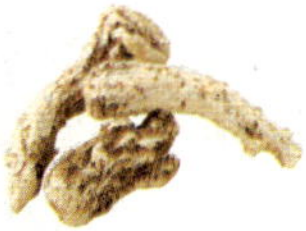

其他疗法

◎**刮痧：**用小汤匙或硬币蘸水刮拭前额、太阳穴（位于耳郭前面，前额两侧，外眼角延长线的上方）及脊柱两侧，至出现紫红色痧点为度。

◎**熏蒸：**将食醋与水放入砂锅内加热，利用蒸汽熏半个小时以上，即可起到消毒作用。

◎**贴敷：**将大叶桉、冬青、薄荷的新鲜叶子放在碗里，加入开水浸泡片刻，再用一块毛巾浸入汁液中，待浸透后将毛巾取出，拧干后盖住头部。

◎**冷水洗脸：**用冷水洗脸时，一定要先手捧冷水把脸完全浸湿，然后再用双手搓脸。当脸上有汗时不宜马上用冷水洗脸，应待汗干后再洗。如果不习惯用冷水洗脸，可先倒入稍温的水，然后再逐渐降低水的温度。

◎**漱口：**百里香酚、香荆酚精油是百里香的主要组成成分，其中百里香酚的杀菌效果极其显著。用熬煮过的百里香汁或百里香红茶漱口，不仅能有效杀死附着在喉咙黏膜的流感病毒，还有助于排出痰液。

✖ 饮食及行为禁忌

◎ 忌食油腻辛辣刺激之物。

◎ 忌烟酒。

◎ 感冒鼻塞时，不要用力擤鼻涕，否则可能引发中耳炎、鼻窦炎等症。

◎ 在感冒流行季节或气候骤变的情况下，要减少外出，出门应戴口罩，适当增减衣服。还应少去人群密集的地方，若发生呼吸道感染，则容易使病情恶化。

这种情况应就诊

◎ 单纯流感，高热（体温超过39℃）且持续不退，服药退热后再次高热时。

◎ 高热持续不退，并出现昏迷、抽搐、血压下降、休克时。

医生叮嘱

◎ 加强锻炼，勤做深呼吸，增强体质。

◎ 保持室内卫生，经常开窗，保持空气流通。

◎ 发热时要多休息，多饮开水。

头痛

头痛分很多种，以偏头痛与紧张性头痛最为常见。偏头痛是头部血管扩张刺激到周围神经所致，紧张性头痛是头部血液循环不畅所致。

症状表现

◎头昏脑涨，胸闷气短。

◎精神抑郁，烦躁不安。

实用单方

番红花茶

材料 番红花适量。

做法 取番红花适量，倒入沸水进行冲泡，晾至微温时即可。

用法 代茶饮，每日1次。

菊花茶

材料 菊花适量。

做法 取菊花适量，放入沸水中冲泡即可。

用法 长期饮用。

川芎方

材料 川芎适量。

做法 取川芎适量，加清水煎制即可。

用法 每日1剂。

特效偏方

取嫩生姜500克，盐、白糖各适量。将嫩生姜洗净去皮，拌入盐、白糖，装坛密封10日即可食用。

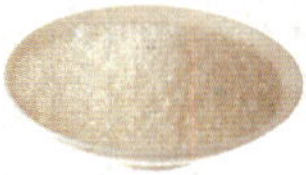

取牛奶150毫升，姜末5克，蜂蜜适量。将牛奶加热，倒入姜末，晾至微温时再根据个人口味加入适量的蜂蜜即可饮用。

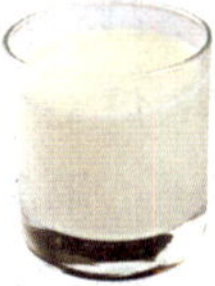

取糙米100克，防风15克，葱适量。将葱洗净，切段；将防风、葱段加清水以大火煮沸，再用小火熬煮20分钟，捞去渣滓，只取汤汁加入糙米中，煮到米熟烂即可食用。

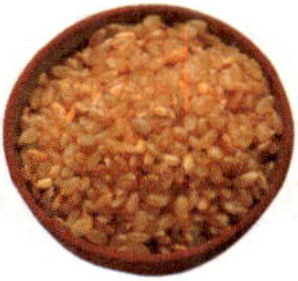

其他疗法

◎芳香疗法：在洁净的手帕上滴2滴薰衣草精油，然后放在鼻子下嗅几下芳香，以缓解紧张的情绪，完全放松自己。也可以将精油滴在棉签上，搽在额头、鬓角或者颈部，然后静静地卧床休息，用放松的心态缓解头痛，让花香的芬芳围绕着自己安静地入眠。

◎**枕疗**：将干燥的菊花放入枕头中，每晚睡觉时使用，可起到安定心神的作用。注意，制作菊花枕应选择药用的干菊花，而不是用野菊花，否则达不到预期效果。

◎**贴敷**：找个毛巾或手帕、纸巾，以热水浸泡之后拧干。将热毛巾敷在后颈发际处，可以促进血液循环，迅速缓解头痛。

◎**塞药**：取白芷30克，川芎15克，细辛、升麻各10克，薄荷6克，冰片3克。将以上所有药材一并研成细粉，然后用棉签蘸少许塞入鼻腔。右头痛塞右鼻，左头痛塞左鼻。

◎**提拉肩膀**：端坐，上身挺直，两手交叉相握，手臂紧靠身体，先向上提拉肩膀，再恢复至初始姿势，反复提拉5次。

◎**揉摩肩膀**：取坐位，上身挺直，全身放松，将一手的掌心朝下放置在对侧的肩膀上，由里向外，按逆时针或顺时针方向进行按揉。两手交替进行操作。

✖ 饮食及行为禁忌

◎忌心情过于抑郁或激动。

◎忌食辛辣食物。

◎ 忌过量饮酒。

◎ 忌食肥甘油腻食物。

这种情况应就诊

◎ 头痛剧烈，并伴有高热、眼痛、恶心、颈部僵硬等症状时。

◎ 头部忽然感觉剧烈疼痛，并伴有手发凉、恶心等症状时。

◎ 头痛剧烈，并伴有呕吐、吞咽困难、四肢无力等症状时。

医生叮嘱

◎ 要注意劳逸结合，避免过度疲劳、精神紧张而导致头痛。

◎ 避免强光照射。

◎ 女性在月经前注意休息，调节情绪，保持愉快的心情。

◎ 平时可进行适度的锻炼，以增强免疫力。

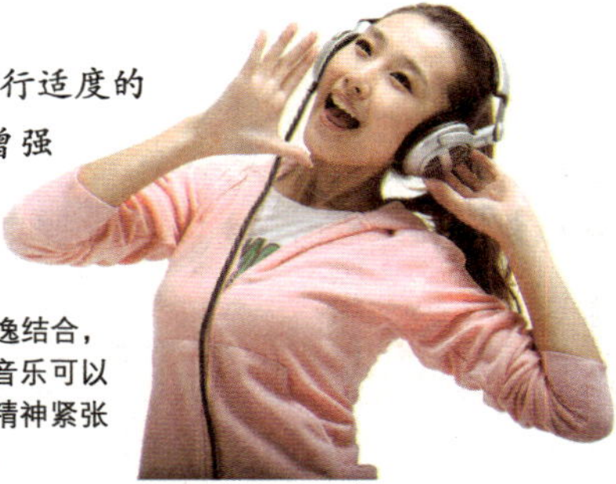

● 平时注意劳逸结合，多听听舒缓的音乐可以缓解因疲劳、精神紧张而引起的头痛。

咳嗽

咳嗽常见于上呼吸道感染、支气管炎、支气管扩张、肺炎、肺结核等疾病，是人体的一种保护性反应。

症状表现

◎ 风寒型咳嗽：初起咳嗽痰稀或咳痰白黏，或兼有鼻塞流涕。

◎ 风热型咳嗽：也可称为肺热型咳嗽，咳痰黄稠，咳而不爽。

◎ 肺燥型咳嗽：干咳无痰，或痰少不易咳出，或鼻燥咽干，舌苔薄而少津。

实用单方

甘草茶

材料 甘草半匙。

做法 将甘草用开水冲泡，10分钟后即可饮用。

用法 每日3次。

特效偏方

取甜杏仁10克，蜂蜜30克。将甜杏仁研成细末，加入蜂蜜，调匀后用开水冲服，每日2次。

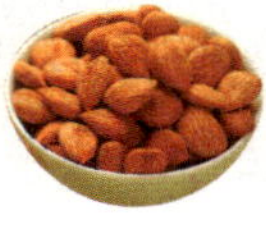

其他疗法

◎贴敷：取蒜数瓣，捣烂成泥，敷于足底中线前1/3中间凹陷处的涌泉穴，外贴麝香解痛膏，每晚更换。

◎芳香疗法：在咽喉、胸部涂桉树或没药精油，可缓解呼吸困难，减轻咳嗽，提高睡眠质量。

◎按摩：耳垂后方有一块突起的骨骼，翳风穴就位于此骨骼前方的小凹陷中，左右各一个。当咳嗽严重时，可按掐翳风穴，每日数次，每次1~3分钟，有止咳的作用。

饮食及行为禁忌

◎忌食生冷食物。

◎忌食肥肉及过甜、过咸的食物。

◎尽量避免饮用含有咖啡因或酒精的饮料。

这种情况应就诊

◎咳嗽迁延不愈时。

◎咳嗽反复发作时。

医生叮嘱

◎咳嗽时要多喝水，这样有助于稀释痰液。

◎经常开窗通风，保持室内空气流通。

◎经常进行室外活动，增强肺功能。

失眠

失眠几乎在每一个人身上都发生过，多是由心情郁怒、精神紧张导致的。失眠可分为入睡困难型、时睡时醒型及早醒型三种。

症状表现

◎入睡困难。

◎夜间多醒、凌晨早醒、夜寐多梦。

◎注意力难以集中。

◎头晕、浑身乏力。

实用单方

酸枣仁水

材料 酸枣仁15克。

做法 将酸枣仁洗净，捣碎，加清水煎服。

用法 每晚睡前1小时服用。

灵芝水

材料 灵芝15克。

做法 将灵芝煎汁饮用。

用法 每日2次。

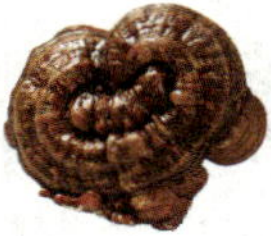

珍珠粉方

材料 珍珠粉1.5克。

做法 直接口服，或加入温水、牛奶中搅拌均匀。

用法 每日1次，睡前服用。

特效偏方

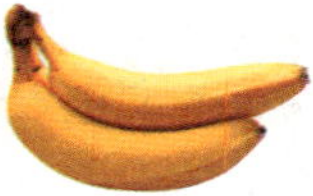

取香蕉2根，牛奶250毫升。将香蕉与牛奶一起放入榨汁机榨汁即可。每晚睡前1小时饮用。本方可令兴奋的神经安定下来，促进睡眠。

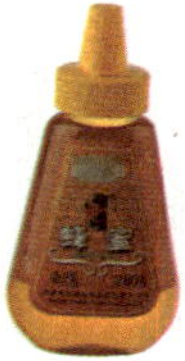

取蜂蜜100克，黑芝麻75克。把黑芝麻捣烂，搅入蜂蜜中用温开水送服。每日1剂，分早晚2次服用。本方可缓解神经衰弱、失眠的症状，连服数日即可见效。

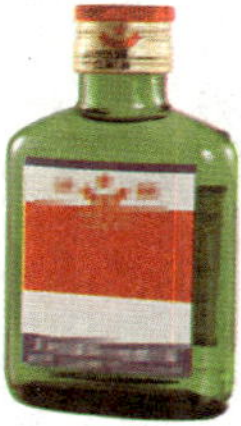

取桂圆300克，白酒400毫升。先将桂圆去壳、切果肉，将果肉块与白酒一同放入敞口的瓶子里，密封保存20日即可。每次可饮10～20毫升酒并适量吃些果肉，每日2次。此桂圆酒可缓解疲劳，适用于有失眠、健忘、心悸等症状者。另外，在浸泡期间要经常摇晃瓶子，让桂圆肉更充分地被浸泡。

取酸枣仁15克，麦冬、远志各5克。将酸枣仁、麦冬和远志一起加清水煎制，睡前服用。

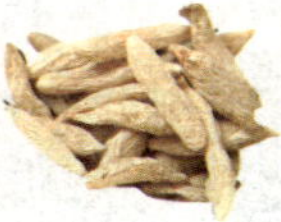

取五味子250克，蜂蜜适量。五味子水煎浓汁去渣，加蜂蜜适量做丸，贮入瓶中。每次服20克，每日2~3次。

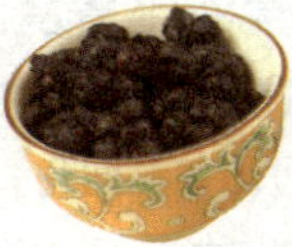

取白酒500毫升，灵芝25克。先将灵芝用水洗净，然后放进白酒瓶内，盖封严；待1周后逐渐变成红色，即可饮用。每晚吃饭时或睡觉前饮用，最多喝50毫升，如果平时不喝酒可少量饮用。

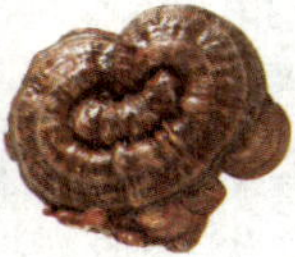

其他疗法

◎贴敷：取珍珠粉、硫黄、丹参粉各等份，研为细末，拌匀，置于瓶中，每次取本品1克，撒入脐孔中，按紧，再用胶布固定即可。每2日换药1次，直到治愈。

◎泡脚：取茯苓、太子参、酸枣仁各15克，远志、川芎、当归各10克，石菖蒲、煅龙骨、煅牡蛎各30克。

每晚煎汁泡脚20分钟。

◎**枕疗**：取太子参、生黄芪、石菖蒲各15克，酸枣仁50克，夜交藤、佩兰、藿香各30克，木香、五味子各10克，远志6克。将上药研为细末，装入布袋，放在枕头里即可。

饮食及行为禁忌

◎忌饮浓茶、咖啡等刺激中枢神经的饮料。

◎避免烟酒等刺激品。

这种情况应就诊

◎服用安眠药后仍无效，或者出现药物依赖时。

◎明显的失眠症状持续1个月以上，并且没有明显的病因时。

医生叮嘱

◎患者要保持舒畅的心情，消除紧张的情绪。

◎日常饮食以清淡为主。

◎晚餐不可过饱，睡前不宜大量饮水。

◎每日可以进行适度的体育锻炼。

◎睡前可洗温水浴，居家穿着的衬衣、短裤应单薄、柔软，睡姿一般以右侧卧位为宜。

贫血

贫血是指血液中红细胞的数量或红细胞中血红蛋白的含量不足。贫血分为缺铁性贫血、先天性贫血、造血器官出现障碍引起的贫血等。

症状表现

◎身体虚弱、不适。

◎易疲劳、频繁呼气、头晕。

◎舌头有烧灼感。

◎眼睑处较白。

实用单方

桑椹饮

材料 鲜桑椹500克。

做法 将桑椹洗净捣烂，放入锅中煎煮取汁。

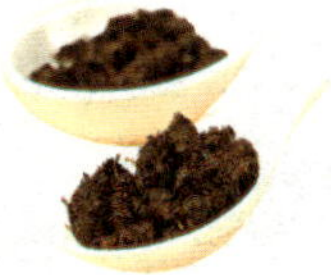

用法 随意饮用。

阿胶粥

材料 阿胶15克，糯米、红糖各适量。

做法 将糯米淘洗干净，煮成粥，再加入切碎的阿胶，待阿胶溶化后加入红糖适量，拌匀即可食用。

用法 分2次食用，1日吃完。

特效偏方

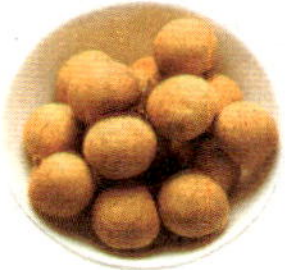

取桂圆肉、何首乌、鸡血藤各250克，醪糟1 500毫升。将前三味药加入醪糟中浸泡10日后服用。浸泡后每日摇1～2次，促使药味浸出，每次服15～30毫升，早晚各1次。

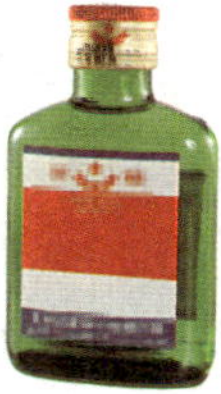

取枸杞子60克，熟地黄90克，当归30克，白酒2 000毫升。将前三味切碎，放入纱布袋内，扎紧袋口，放入酒坛内，倒入白酒密封，隔水蒸2小时后，再埋入土内7日，即可服用。每日2次，每次服20毫升。

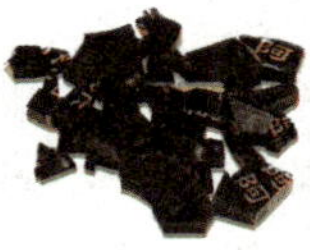

取阿胶500克，黑芝麻、核桃仁各100克，黄酒1 000毫升。先将黑芝麻放入干净铁锅中炒香，再把核桃仁用盐水炒过，共研为细末。然后，将阿胶打碎，与芝麻、核桃末一同用瓷盆盛放，兑入黄酒，放锅内隔水蒸，一直蒸至材料成膏状即可。宜酌量服用。

取生猪血500克，鲫鱼100克，粳米50克，白胡椒适量。将生猪血洗干净，切方丁；鲫鱼去鳞及内脏，洗净切段；粳米淘洗干净；白胡椒洗净。以上材料一起煮粥即可食用。

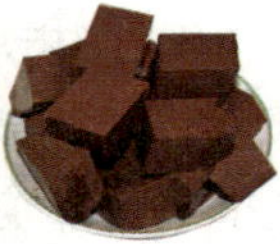

取猪皮100克，黄酒半碗，红糖50克。以黄酒加等量清水煮猪皮，待猪皮烂熟时，调入红糖即成。每日1剂，分2次服食。本方对失血性贫血有一定的辅助疗效。

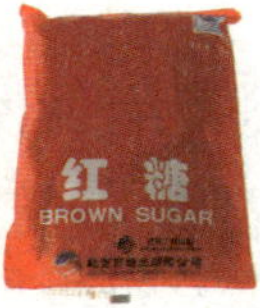

取生地黄2 500克，白蜜1升。将生地黄捣取汁，入砂锅内用小火煮2~3沸，再投入白蜜，再煎至3升。每次服半升，每日3次，久服。适用于再生障碍性贫血。

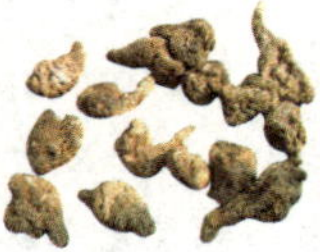

取绿茶1克，桂圆肉20克。装碗加盖蒸1个小时即可。用时将蒸好的绿茶与桂圆肉置于大的茶杯里，加开水400毫升，分3次温饮。每日服1剂或隔日1剂。

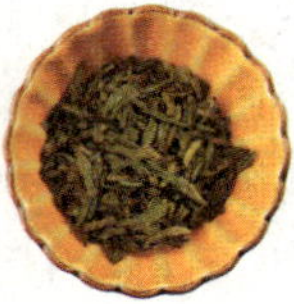

其他疗法

◎按摩：患者取俯卧位，按摩者用手掌小鱼际侧推摩患者的脊柱两侧，随后再对其背部进行揉搓。

饮食及行为禁忌

◎ 忌吃生冷、不干净的食物。

◎ 忌油炸食物和不易消化的食物。

◎ 缺铁性贫血患者不宜食用蒜，否则可能会加重贫血病情。

这种情况应就诊

◎ 舌头异常光滑，四肢震颤，记忆力下降时。

◎ 月经过多、慢性便血导致贫血时。

医生叮嘱

◎ 肉类是铁最丰富的来源，也是血红素铁的主要来源，与植物中的非血红素铁相比，更容易被吸收。宜选择牛瘦肉，每日应摄入50克。

◎ 补充维生素C、叶绿素等，有利于铁的吸收，应多吃深色的新鲜蔬菜和水果。

◎ 改变不良的饮食习惯，不宜随意调整饮食结构。

◎ 牛奶中的钙和磷会和人体内的铁结合成不溶性的含铁化合物，从而使人体内的铁减少。所以，缺铁性贫血者不宜多饮牛奶。

哮喘

哮喘是嗜酸粒细胞、肥大细胞和T淋巴细胞等炎症细胞参与的气道慢性炎症。此病发病季节以秋、冬两季最多，夏季最少。

症状表现

◎ 打喷嚏、流涕、咳嗽、胸闷等。

◎ 干咳或咳大量白色泡沫痰，甚至出现发绀等。

◎ 反复发作性喘息、呼吸困难、胸闷或咳嗽等。

◎ 伴有哮鸣音的呼吸困难。

实用单方

杏冰散

材料 杏仁3克，冰糖适量。

做法 将杏仁和冰糖研末拌匀。

用法 每日2次，温开水送服。

艾叶汁

材料 鲜艾叶120克。

做法 将鲜艾叶洗净，然后再加水捣烂，绞汁饮服。

用法 每日1次。

特效偏方

取干丝瓜叶30～60克，蜂蜜30克。先将干丝瓜叶研成粉末，再用开水将其冲泡片刻，最后加入蜂蜜即可饮用。每日2次。

其他疗法

◎**贴敷：**取延胡索、炙白芥子各20克，细辛、甘遂各10克。上药共研为细末，用姜汁调成膏状，取适量敷于背部肺俞穴（第三胸椎脊突下，后正中线旁开1.5寸处）、定喘穴（大椎穴旁开0.5寸处）位置。每年三伏天使用，初伏、中伏、末伏各敷1次，用胶布固定，2小时后取下，用温水洗净贴药处。

◎**泡脚：**取桃仁、红花、炙麻黄、牛膝各10克，地龙、川芎各15克。加清水适量煎煮取汁。每晚临睡前用温药汁泡脚20分钟。

饮食及行为禁忌

◎不要养宠物，如猫、狗等，因为它们可能引发哮喘。

◎忌食牛奶、鸡蛋、鱼、虾等可能诱发哮喘的食物。

医生叮嘱

◎居住环境要经常清洁卫生，卧室不要铺地毯。

◎注意房间空气流通，经常开窗换气。

◎平时多参加体育运动；天气冷之前应开始逐步接触冷水，以增加自己的耐寒性，进而预防哮喘的发生。

低血压

对低血压的诊断目前尚无统一标准，一般认为，成年人的收缩压和舒张压都小于正常范围下限即为低血压。

症状表现

◎眩晕、四肢冰冷、心悸、呼吸困难、发音含糊、昏厥等。

◎女性可有月经量少、持续时间短的表现。

◎头昏、头胀、心慌、多汗、面色苍白、四肢发冷、周身乏力。

实用单方

人参粥

材料 人参3克，粳米100克，冰糖适量。

做法 人参研为细末，与洗净的粳米共置砂锅内煮粥，调入冰糖适量后服食。

用法 每日1剂，分3次服食。

特效偏方

取鸡蛋3个，当归、黄芪、红枣各30克。将所有材料加水同煮。每次吃1个鸡蛋，饮用适量汤。

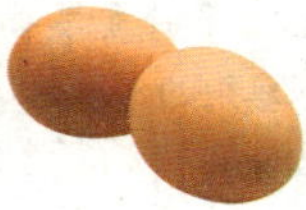

取青椒1个，胡萝卜200克，苹果180克，蜂蜜适量。将青椒、胡萝卜、苹果分别洗净，切成小块混合，一并放入榨汁机内榨汁，然后加入冷开水适量稀释，并倒入蜂蜜适量搅拌均匀即可食用。

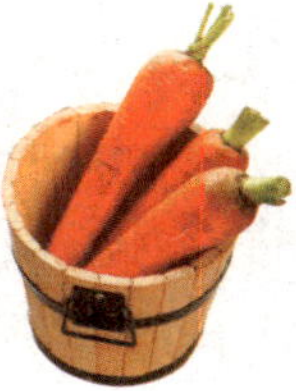

其他疗法

◎按摩：突然起病时，可速用拇指尖掐人中穴（鼻唇沟的中点）2分钟。

饮食及行为禁忌

◎忌烟酒。

这种情况应就诊

◎症状突然加重，甚至出现昏厥时。

医生叮嘱

◎养成规律的生活习惯，保证充足睡眠。

◎保持情绪稳定。

◎血压偏低的人，经常洗热水澡可加速血液循环，减轻低血压症状或防止出现低血压。水温以43～45℃为宜。

心绞痛

心绞痛是冠状动脉供血不足，心肌急剧的、暂时的缺血与缺氧，无氧代谢产物刺激心脏末梢神经纤维，经胸椎交感神经传入大脑皮层，进而引起以胸痛为主的临床综合征。心绞痛多发生于40岁以上人群，男性多于女性。

症状表现

◎ 胸骨下段后方压榨感、紧缩感、烧灼感或窒息感。

◎ 可伴有其他症状，疼痛主要位于胸骨后部，可放射至心前区与左上肢。

实用单方

银杏叶茶

材料 银杏叶5克。

做法 银杏叶洗净切碎，先蒸30分钟，后放入茶杯中，再用沸水闷泡30分钟。

用法 每日1次。

蝉蜕方

材料 蝉蜕5～10克。

做法 蝉蜕水煎取汤。

用法 每日1次。

特效偏方

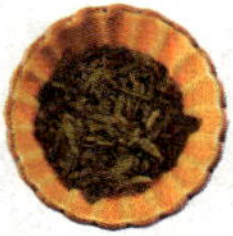

取丹参9克，绿茶3克。先将丹参捣为粗末，然后同绿茶用沸水冲泡10分钟即可。每日1剂，代茶饮。

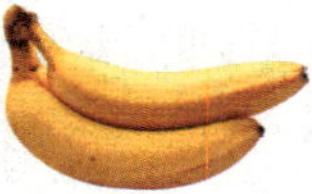

取香蕉50克，蜂蜜少许。将香蕉去皮研碎，再加入等量的茶水中，加蜂蜜调匀后，代茶频饮。

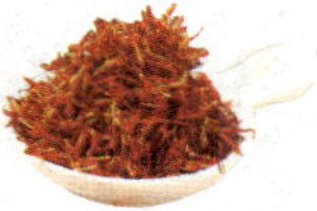

取红花10克，羊心1具。先将红花和羊心加水慢火炖熟。饮汤吃羊心，一般3~5日吃1次。

饮食及行为禁忌

◎ 不宜喝浓茶、咖啡。

◎ 忌饮烈性酒，戒烟。

医生叮嘱

◎ 饮食宜清淡，多吃容易消化的食物，要吃足够的蔬菜和水果；少食多餐，晚餐量要少，肥胖患者应控制摄食量，以减轻心脏负担。

◎ 心绞痛缓解期宜多吃豆类食品，可以避免吃过多肉类而对身体产生负面影响。另外，豆类食品中含有丰富的亚油酸和磷脂，具有降低血液中胆固醇的作用。

脂肪肝

脂肪肝是因脂肪代谢紊乱，致使肝细胞内脂肪积聚过多引起的病变。脂肪肝多为长期酗酒、营养过剩、糖尿病等因素导致。

症状表现

◎食欲减退、恶心、呕吐、腹胀。

◎肝区痛及压痛，伴有发热；月经过多、闭经、睾丸萎缩等。

◎口角炎、皮肤瘀斑、角化过度等。

实用单方

枸杞子方

材料 枸杞子15克。

做法 将枸杞子洗净，煎水饮用。

用法 代茶饮。每日1次。

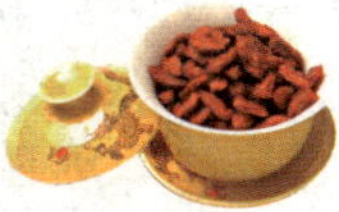

茵陈茶

材料 茵陈15克。

做法 茵陈水煎。

用法 代茶饮。每日1剂，1个月为1个疗程。

特效偏方

取绿豆、薏苡仁各1大匙，蜂蜜少许。将薏苡仁、绿豆洗净，用清水浸泡一夜，然后将浸泡的水倒掉，将绿豆和薏米倒入锅中，加清水用大火烧开，再转小火煮至熟透即可食用。吃时可依个人口味放些蜂蜜加以调味。

其他疗法

◎**贴敷**：取生大黄10克，捣烂后用白酒调成糊状，然后敷贴在肚脐上，用胶布固定，2小时后取下；或者将王不留行籽贴在耳垂部，用胶布固定，隔日换1次。

◎**按摩**：按压中脘穴（肚脐至胸骨下端线1/2处）、三阴交穴（脚内踝尖直上3寸，胫骨后缘）、足三里穴（膝部，外膝眼下3寸）可以改善脂肪肝症状。每穴顺、逆时针各按压3~5分钟。

饮食及行为禁忌

◎严禁饮酒。

◎避免使用四环素、蓖麻碱、环己胺等药物。

医生叮嘱

◎积极减肥，进行各种体育锻炼。

◎平时多吃高蛋白食品，如豆腐、豆腐丝、猪瘦肉及脱脂牛奶等。

◎限制脂肪摄入，少吃胆固醇含量高的食品，同时要控制糖类的摄入量。

便秘

便秘指排便次数明显减少或排出困难，也指粪便坚硬或有排便不尽的感觉。便秘多是因贪吃辛辣刺激性食物、久坐、久病等所致。

症状表现

◎排便次数少。

◎排便不畅、费力。

◎粪便硬如羊粪且量少。

实用单方

桑椹膏

材料 鲜桑椹2 000克，白糖适量。

做法 将桑椹绞汁；白糖放入铝锅内，加水后小火煎熬，待糖溶化后加入桑椹汁，熬成桑椹膏即可。

用法 每日2次，每次15克，开水化服，连服7日。

炒松子仁方

材料 松子仁适量。

做法 将松子用沙炒熟。

用法 早、晚当零食吃，每次20～30粒。

特效偏方

取决明子15克，肉苁蓉10克，粳米200克。将决明子、肉苁蓉入锅加水500毫升，先用中火煮沸，再转小火煮15分钟后取汁，最后与粳米同煮成粥即可。

其他疗法

◎**贴敷：**取芒硝10克，加清水适量溶解，与皂角末1.5克拌匀，然后敷在脐部上，用胶布固定。每日换药1次。此方法适用于热性便秘患者。

◎**按摩：**仰卧在床，稍屈腿，膝下垫枕，两手重叠放在腹部，做环形按摩。每日1次，每次20圈。此方法可有效缓解便秘。

饮食及行为禁忌

◎禁酒。

◎忌食辛辣、刺激性食物。

这种情况应就诊

◎用药后仍然不能排便，腹胀、腹痛明显时。

医生叮嘱

◎养成良好的排便习惯，每日定时排便。

◎保证充足的睡眠。

◎平时多喝水，早上应空腹喝1杯淡盐开水。

◎平时多吃富含粗纤维的食物，如粗粮、蔬菜及水果等。

慢性胃炎

胃炎是指胃黏膜的炎症病变，可根据症状急缓分为急性胃炎和慢性胃炎。慢性胃炎是指由不同病因所引起的一种胃黏膜慢性炎症病变。

症状表现

◎慢性萎缩性胃炎常有疲乏、消瘦、贫血、腹泻、舌炎等症。

◎上腹部不适、饱胀或疼痛，餐后尤为明显，并伴有其他消化不良症状，如恶心、呕吐、嗳气等。

实用单方

橘皮水

材料 橘皮适量。

做法 把橘皮洗净，切成长条，用沸水浸泡1日。

用法 兑开水饮用。每日3次，每3日更换1次橘皮。

酸枣根汤

材料 酸枣根20克。

做法 酸枣根水煎取汤。

做法 每日1剂，代茶频饮。

特效偏方

取红糖500克，黑芝麻250克，九制陈皮2袋。将以上三味和匀，研成细末。每日3次，每次1小匙（约6克），用开水冲服。

其他疗法

◎按摩：由右手向左绕摩脐周20次，由左手向右绕摩脐周20次。

◎贴敷：取大黄、陈皮、枳壳、延胡索各15克，党参30克。将以上中药研为细末，制成药袋，然后敷在胃脘部即可。

饮食及行为禁忌

◎戒烟酒。

◎忌辛辣、刺激性食物。

这种情况应就诊

◎出现呕血、便血，没有丝毫食欲，出现进行性消瘦时。

◎上腹部持续性疼痛时。

医生叮嘱

◎保持精神愉快。

◎注意适当的休息、锻炼，保持生活规律。

◎饮食宜清淡，少食多餐，烹调上可采用蒸、煮、烩等方法，以利于消化吸收。

胃及十二指肠溃疡

胃及十二指肠溃疡是指胃壁或十二指肠壁部位的溃烂。男性易患十二指肠溃疡，女性易患胃溃疡。

症状表现

◎ 上腹部灼痛，特别是在两顿饭之间。

◎ 腹痛伴有恶心、呕吐等。

◎ 呕吐于餐后30～60分钟发生。

◎ 消化不良。

实用单方

鸡内金

材料 鸡内金100克。

做法 将鸡内金微炒，研为细末即可。

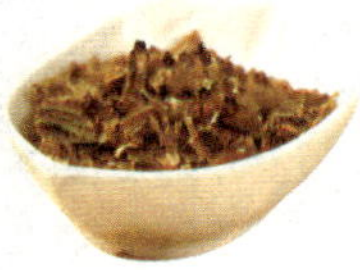

做法 每次5克，温开水加入蜂蜜送服，早晚餐前1小时服用，每日2次。

忍冬藤汁

材料 忍冬藤30克。

做法 将忍冬藤入锅，水煎取汁。

用法 代茶饮。

侧柏叶方

材料 侧柏叶15克。

做法 侧柏叶加水300毫升煎至150毫升为1 次量。

用法 每日服3次。

特效偏方

取菱角果壳120克，白糖适量。将菱角果壳加清水1 000毫升，煮沸半小时，滤取煎液保存于保温瓶中。每晚睡前、晨起及午睡起床后加白糖调匀，各喝1~2杯，连服1个月。

其他疗法

◎按摩：仰卧在床，腹部放松，手指稍弯，并使指尖扣在同一平面，轻贴于腹部，上下颤动如鸟啄样，频率以每秒3~4次为宜。用力需柔和，从上腹部剑突下至肚脐缓慢来回往返移动。左右手交替进行。一般10分钟后，可听到肠鸣音，随着腹中胀气排出，疼痛感也会消除。

饮食及行为禁忌

◎ 避免食用油腻或坚硬等不易消化的食物。

◎ 阿司匹林、利血平、吲哚美辛、克感敏（酚氨咖敏片）、安乃近、泼尼松、可的松、红霉素、四环素等药都有刺激、损伤胃黏膜等副作用，应尽量避免使用。

这种情况应就诊

◎突然出现剧烈腹痛，开始于右上腹和中上腹，持续且较快蔓延至脐周，甚至全腹时。

◎腹痛伴有恶心、呕吐、烦躁不安、面色苍白、四肢湿冷、心跳过速时。

◎上腹部饱胀不适，并且伴有食欲不振、喘气、反酸时。

医生叮嘱

◎规律用餐，细嚼慢咽。

◎加强体育锻炼，以增强体质。

◎如果患者出血量过多，则应当绝对卧床休息，少活动。

◎适量进食具有保护胃功能的食物，如小米、大米、苹果等。

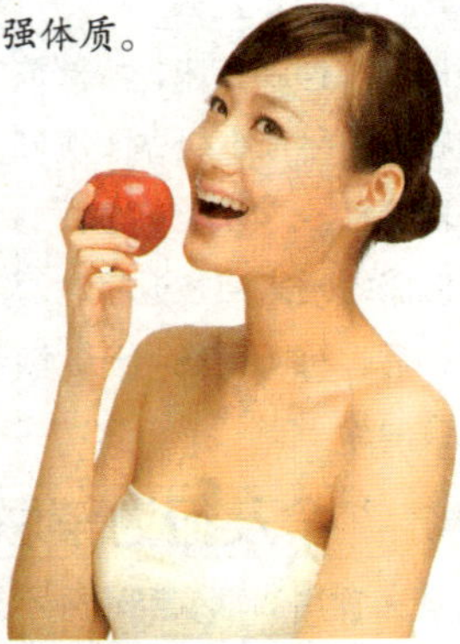

● 胃部不适时，可以吃苹果，有助于增进食欲。

Part 2

骨、外科疾病

骨、外科疾病的发病率较高，对人们的正常生活影响较大。本章通过介绍骨、外科常见疾病的症状表现、治疗方剂及外治疗法，希望可以使广大读者了解骨、外科常见疾病的自我诊断标准及应对措施，从而摆脱这些常见疾病带来的困扰。

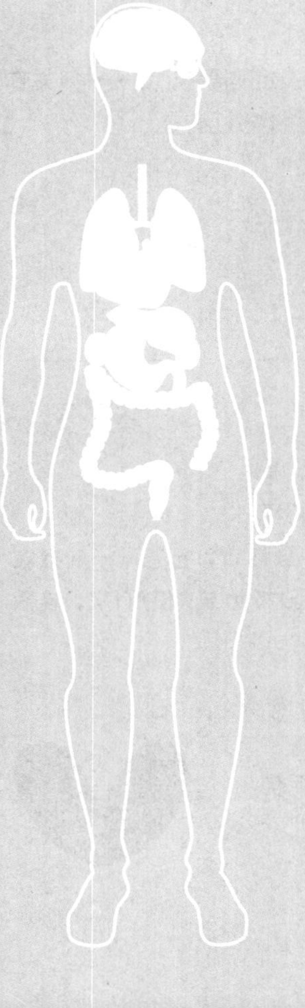

肩周炎

肩周炎是肩关节周围炎症的简称，是一种肩关节囊与关节周围软组织的慢性退行性病变。

症状表现

◎肩关节呈持续性疼痛。

◎肩关节呈阵发性疼痛。

◎肩部出现活动障碍。

实用单方

苍耳子叶

材料 刚开花的苍耳子叶适量。

做法 将苍耳子叶洗净，捣碎。

用法 在肩周炎部位垫一层纱布，将苍耳子叶敷在患处，40分钟后取下。每日按此方法使用1次，连敷2~3日。

仙人掌方

材料 仙人掌适量。

做法 仙人掌去刺，捣成泥状。

用法 贴在患肩关节周围，外包一层保鲜膜，用胶布固定。

特效偏方

取盐500克，小茴香80克。将盐和小茴香放入锅内炒热，然后装入布包内，将其敷于患处，每晚1次，一般外敷4次之后效果就很明显。

其他疗法

◎做操：背靠墙而立，双手握拳屈肘，两臂外旋，尽量使拳背碰到墙壁，反复做数次；或者手臂下垂，肌肉放松，由身体带动前后左右摆动，按照顺时针、逆时针方向绕圈，摆动幅度要由小到大。

饮食及行为禁忌

◎ 少吃辛辣刺激、生冷、油腻食物。

◎ 忌吃用铁锅烧的饭菜。

◎ 忌吸烟、饮酒。

◎ 忌吃人参、阿胶、海带、海菜等中药及海产品。

医生叮嘱

◎ 保持正确的坐姿和工作时的自然体位，坚持工间操等体育锻炼，以防止肩部软组织的疲劳。

◎ 注意保暖，避免风寒直袭肩部，特别是冬天睡觉时要留心盖好肩背。

◎ 双手于颈后交叉，肩关节尽量内收、外展，反复数次。

颈椎病

颈椎病是由于颈椎长期劳损、骨质增生或椎间盘脱出，使颈椎脊髓、神经根或椎动脉受压，从而出现的一系列功能障碍综合征。

症状表现

◎颈部不适持续时间超过3日或更长时间。

◎出现肩背部沉重、肌肉变硬，或者上肢无力、手指麻木等严重的症状。

◎颈部不适且伴随头痛、头晕、视力减退、耳鸣、恶心等异常感觉。

◎短时间的颈部轻度发僵、发硬、疼痛。

实用单方

葱泥红糖方

材料 大葱3根（取根部的10厘米即可），红糖1匙。

做法 将大葱洗净、切碎后与红糖拌匀，然后捣成泥即可。

用法 将大葱红糖泥糊在患处。每晚糊2小时。

臭梧桐根方

材料 臭梧桐根50克。

做法 臭梧桐根水煎取汁。

用法 每日服2次，5日为1个疗程。同时配合卧床休息和颈部保暖。

姜汁

材料 姜片适量。

做法 姜片洗净，切碎，捣成泥状，装在布袋中，再放到热水中晃动数次，使姜汁渗透到水中。

用法 把毛巾浸泡到姜水中，拧干后敷在颈部。

桑枝鸡汤

材料 老桑枝60克，母鸡1只。

做法 将净母鸡切成小块，与桑枝同放锅内加水煲汤，调味饮用。

用法 每日1次。

特效偏方

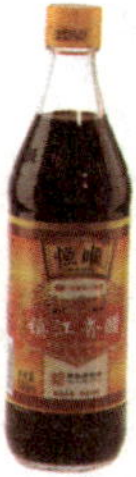

取川芎末6～9克，老陈醋适量，药用凡士林少许。将川芎末加老陈醋调成糊状，然后混入少许药用凡士林调匀。随即将配好的药膏涂抹在患部，涂好后盖上1层保鲜膜再贴上纱布，用胶布将纱布四周固封。2日换1次药，10次为1个疗程。

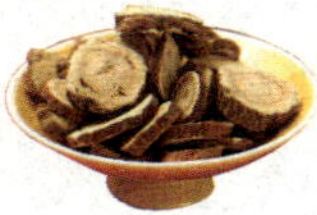

取天麻、桑枝、僵蚕、片姜黄各10克，珍珠母、生白芍各25克，生甘草、钩藤各15克，葛根、秦艽各12克，丹参、银花藤各20克。将以上所有中药用水煎服。每日1剂，分3次服用。可用于缓解颈椎酸痛等症状。

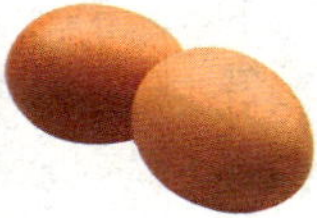

取米醋100毫升，鸡蛋1个。将米醋和鸡蛋装在瓶子（腐乳瓶子最好）里。2日后捅破浸泡的鸡蛋，但不要让蛋液流出，再泡1日后，喝鸡蛋和醋的液体。长期饮用有效。

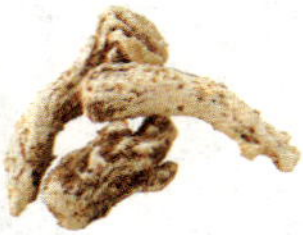

取全蝎10克，蜈蚣2条，鹿衔草、川芎、当归、自然铜、乌梢蛇各15克。将以上各味药加清水煎煮2次，将2次所得药汁混合。每日饮2次，分早晚服用。

其他疗法

◎**枕疗**：取小黄豆2500克，晒干后拣净，装入布袋中，封好袋口，制成黄豆枕。晚上睡觉时枕在黄豆枕上，一粒粒黄豆始终在按摩颈部。

◎**按摩**：直立，两足略分，双手手掌按摩臀部，然后手背按摩颈部，最后食指指尖按摩肩背各10次。有舒展背肌的功效，适用于轻度颈椎病。

✖ 饮食及行为禁忌

◎ 忌食油腻厚味之品。

◎ 忌食辛辣、刺激性食物。

◎ 忌食生冷、过热的食物。

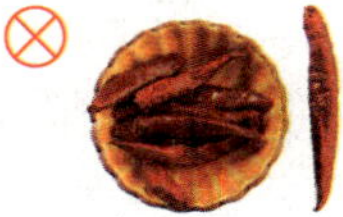

医生叮嘱

◎ 不宜进行超过颈部负荷的运动，如用头顶球，以头颈部为负重支撑点的人体倒立或翻筋斗等，这样会加重颈椎的负荷，不利于颈椎病的康复。

◎ 颈肩部要避免受寒，避免长时间低头或仰头工作。工作一段时间，就应活动一下颈部。

◎ 调节枕头的高度，防止落枕和颈部扭伤。

◎ 睡觉时关好窗户，不要直受风吹。

◎ 平时多运动，以增强体质。

◎ 颈椎病属湿热阻滞经络者，应多吃些葛根、苦瓜等清热解肌通络的蔬果；如属寒湿阻滞经络者，应多吃些狗肉、羊肉等温经散寒的食物。

腰痛

腰痛是指在多种因素作用下，以腰部疼痛为主要表现的一种常见病。世界卫生组织已经把腰痛列为人类面临的主要健康问题之一。

症状表现

◎弯腰或举重物时，腰痛难耐。

◎腰椎两旁肌肉发生痉挛而有触痛感。

◎第4、第5腰椎旁疼痛明显，并向一侧下肢放射，甚至有明显的麻胀感，平卧时患侧下肢不能直腿抬起。

实用单方

白术煮薏苡仁

材料 白术45克，薏苡仁60克。

做法 将薏苡仁洗净，与白术一同水煮取汁服用。

用法 每日1次。

特效偏方

取杜仲、腰果各适量。将以上材料入锅共炖至熟食用即可。每日1次。

其他疗法

◎贴敷：将炒热的粗盐、粗沙包在布袋里，趁热敷在患处。每次30分钟，早晚各敷1次，注意不要烫伤皮肤。

◎按摩：将双掌搓热，然后紧贴自己的腰部皮肤，横向反复摩擦，擦到局部微热即可。

◎运动：背部距墙壁半米处站立，双腿与肩同宽，双手叉腰，四指在前，拇指在后。将拇指按在腰眼处，转头带动上半身向后转动，到能承受的最大限度后复原，反复做多次。动作要缓慢，幅度由小到大，循序渐进。

✖ 饮食及行为禁忌

◎坚决不吸烟，因为吸烟会促使腰椎间盘中的微血管收缩，使腰椎间盘缺乏营养，加速老化，从而使腰部产生针刺样疼痛。

这种情况应就诊

◎腰痛如同“炸裂”般疼痛难忍时。

◎当站立、行走，甚至因咳嗽、打喷嚏、排便而腰痛明显加重时。

医生叮嘱

◎避免长时间坐位或站立，应适当活动。

◎尽量避免坐沙发或转椅等腰部支撑差的座位，最好坐折叠椅或小板凳等硬椅。

痔疮

痔疮是由直肠下段、肛门的痔静脉丛发生曲张和瘀血而形成的一种慢性肛肠疾病，通常分为内痔、外痔和混合痔三种。

症状表现

◎大便出血。

◎大便疼痛、痔核脱出不易恢复。

实用单方

黄花菜糖水

材料 黄花菜120克，红糖适量。

做法 黄花菜洗净，入锅加2碗水，煎煮至1碗，放红糖适量即可。

用法 温服。每日1次。

青刺尖叶饮

材料 青刺尖叶15克。

做法 将青刺尖叶洗净、切碎，加水煎汁。

用法 代茶饮。每日3次。

酢浆草饮

材料 酢浆草适量。

做法 将酢浆草清洗干净，加水2000毫升煎煮至1000

毫升。

用法 每日分3次饮用。

特效偏方

取白酒100毫升，红糖100克。将白酒和红糖放入铁锅内，熬成褐色糖稀状即可。每剂分2日服，每日早晚各1次，用温开水送服。一般用2剂即可见效。

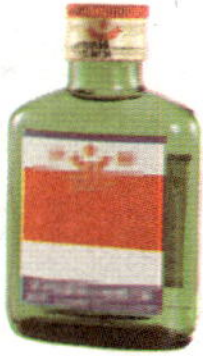

取全蝎、僵蚕各6克，研为细末，分为15份，鸡蛋若干。每日早晨取鸡蛋1个，在鸡蛋壳上打一个小孔，将一份全蝎僵蚕散从小孔内灌入鸡蛋，搅匀后用面粉将鸡蛋上的小孔糊上，再放入锅中蒸熟即可。每日吃1个，连吃15日为1个疗程。5个疗程即可见效。

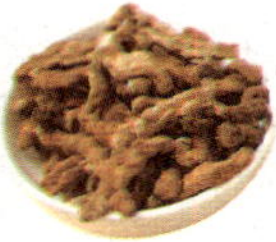

取猪胆1个，黑豆适量。将猪胆刺破取胆汁，黑豆泡入胆汁中，盖上盖儿，隔水蒸熟。每日早晚各服15粒。

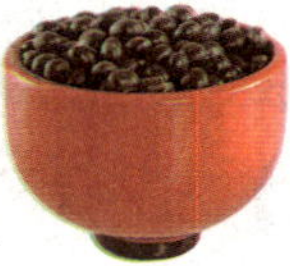

取莲藕500克，僵蚕7个，红糖120克。将藕洗净，切碎后与僵蚕同煮，熟后加红糖调味即可。

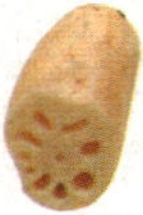

取边须葱白500克。将葱白洗净，加水适量煎成浓汤，将浓汤倒入盆中，趁热坐在盆中，浸渍患处。每日1次。

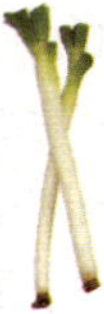

取熟鸡蛋黄2个。将熟鸡蛋黄研碎，并用小火煎出油，将蛋黄油直接涂敷在痔核表面。每次1～2滴，每日早晚各1次。

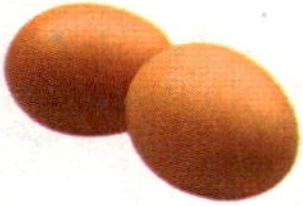

其他疗法

◎贴敷：把一块湿毛巾放在塑料袋里，然后放入冰箱冷冻，然后从塑料袋里拿出毛巾，敷在肛门附近约10分钟。也可以取大黄5克，川芎、苍术各15克，红花、制乳香、制没药各10克。将上药共研为粗末，加酒、醋炒热后，用布包住热熨患处。

◎泡澡：在放满热水的浴缸里泡10～15分钟，每日3次。

饮食及行为禁忌

◎少吃油炸熏烤食品，少吃油腻食品。

◎ 晚餐不能吃得太干、太饱。

◎ 忌烟酒。

◎ 忌食辛辣刺激性食物。

这种情况应就诊

◎ 肛门黏膜脱出时。

◎ 肛门出血时。

◎ 肛门周围痛性肿胀或是有肿块时。

医生叮嘱

◎ 保持良好的心情，不骄不躁，少生气。

◎ 培养侧睡的习惯，因为仰卧时会导致血液流向痔疮部位，进而加重血管肿大。

◎ 每次排便后，应使用温水将肛门清洗干净，并烘干。

◎ 尽量多站少坐，坐久了会使痔疮加重。

◎ 平时可用1：5000的高锰酸钾温水坐浴，以保持肛门清洁。

◎ 白天要多喝开水，晚上睡前喝1杯开水。

◎ 多吃燕麦、蔬果、糙米等富含膳食纤维的食物，在餐桌上，适当地生吃鲜萝卜、莴笋、黄瓜、生菜、大白菜心等，可以使痔疮的状况得到改善。

◎ 注意少吃油炸熏烤食品，少吃味香肥美的油腻食品。晚餐不能吃得太干、太饱。

骨质疏松

骨质疏松是人体骨骼组织内矿物质减少（主要是钙）的一种病症。多发于中老年人。

症状表现

◎腰背疼痛。

◎频繁抽筋。

◎身高逐渐减低、伴有驼背姿态。

◎脊柱、腕关节和髋骨易骨折。

实用单方

昆布猪骨汤

材料 昆布100克，猪骨300克。

做法 将昆布、猪骨洗净，加清水适量煮沸，转小火熬至熟，调味食用。

用法 每日1次。

特效偏方

取淫羊藿60克，白酒500毫升。将淫羊藿装入纱布袋中，扎紧袋口，然后浸泡于白酒中，3日后饮用。可益肾壮阳，强筋壮骨。适用于骨质疏松症偏肾阳虚患者。

取洋葱400克，虾皮250克。先将洋葱洗净、去外皮、切丁，然后与虾皮同入铁锅内加油煸炒至熟，加调料即可。佐餐食用，每日1剂。

其他疗法

◎贴敷：取川芎45克。将川芎研为细末，分装在布袋中，每袋15克。然后将药袋敷于患部，每次1袋，每日1次。

饮食及行为禁忌

◎过量饮酒可影响钙的吸收，应限量饮酒或者戒酒。

这种情况应就诊

◎ 出现持续性背痛或突发严重的背痛时。

◎ 牙齿的X线片表现为颌骨骨质丧失时。

医生叮嘱

◎ 中医学认为，劳累过度、经常加班、房劳过度，都可致肾虚而诱发骨质疏松。

◎ 坚持运动锻炼可增强骨质的强度和密度。而长期缺乏锻炼的人到了中老年，骨密度降低相当迅速，会发生严重的骨质疏松症。

◎ 平时可多进食富含钙的食物。

下肢静脉曲张

下肢静脉曲张是指下肢浅表静脉发生扩张、延长、弯曲成团状，晚期可并发慢性溃疡的病变。该病的发作对象主要为体力劳动或站立工作者。

症状表现

◎ 局部体表温度升高。

◎ 肢体发冷，肢体潮热。

◎ 小腿下端、踝部皮肤有色素沉着、瘙痒、湿疹。

◎ 腿和脚部血管呈浅蓝色。

◎ 小腿疼痛、皮肤触痛。

◎ 隆起绳索状蓝色静脉。

◎ 由于外伤或静脉自发性破裂，引起急性出血。

实用单方

川乌粥

材料 生川乌3克，粳米30克，生姜汁10滴，蜂蜜适量。

做法 将川乌研为极细粉末。粳米加清水煮沸后入川乌末，改用小火慢煮3小时，加入生姜汁及蜂蜜，搅匀，再煮沸即可食用。

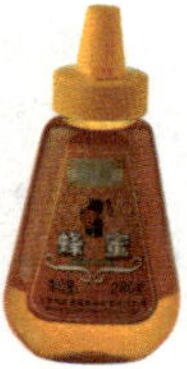

用法 温服。每日1次。

特效偏方

取大麻仁、白酒各适量。先将大麻仁炒香，盛袋，然后放入酒中浸泡1周即可。每次饮1小杯，每日2次。

其他疗法

◎芳香疗法：碗里加半杯至1杯蒸过的金缕梅，放进冰箱里冷藏至少1小时，然后加6滴柏树精油、1滴柠檬精油及1滴薄荷精油。拿一块布在金缕梅溶液里浸湿，然后敷在静脉曲张处15分钟。敷布时，脚底可多垫几个枕头，以帮助血液回流。

◎泡脚：用冷水浇腿部可减轻浅表静脉曲张的疼痛。热水或冷水浴也可减缓脚及踝部静脉曲张的发展。把脚放入温水中，浸泡1～2分钟，然后交替泡冷水15分钟即可。或者用冷水和热水交替对下肢进行冲洗，可以通过促进血液循环来改善静脉曲张，减缓腿部及脚部的不适。具体做法为，把脚交替放入冷水和热水中，分别浸泡1～2分钟。体质较弱的人不宜用冷水冲洗。

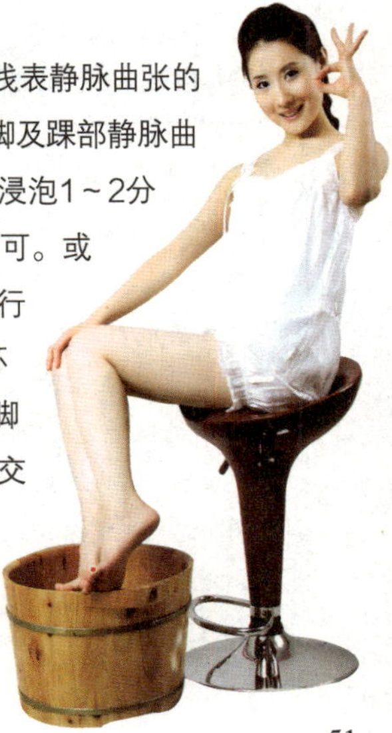

◎ **快速步行：**快速步行时静脉血管就像抽水泵一样将处于曲张状态的静脉血液往心脏输送，使曲张静脉局部的新陈代谢加快，静脉也能较快恢复正常。另外，快速步行后，最好能抬高双腿，躺下休息。

✖ 饮食及行为禁忌

◎ 应戒烟酒。

◎ 少吃高脂肪、高糖、过咸、辛辣食物。

这种情况应就诊

◎ 红色静脉曲张时。

◎ 切伤曲张的静脉时。

◎ 肿胀不可耐受，或曲张静脉上的皮肤容易剥落时。

医生叮嘱

◎ 睡觉时用枕头把脚垫高。

◎ 平时应避免久站久坐，每隔半小时就走动几步，伸展四肢。

◎ 多吃含维生素E的食物，可以改善血液循环，减轻腿部的沉重感。富含维生素E的食物有菠菜、坚果类、大豆、粗粮、蛋类等。

◎ 穿长筒弹力袜，这样能使皮肤表面产生保护作用，促使曲张的静脉不再向外膨胀，从而保护曲张的血管。

Part 3

皮肤科疾病

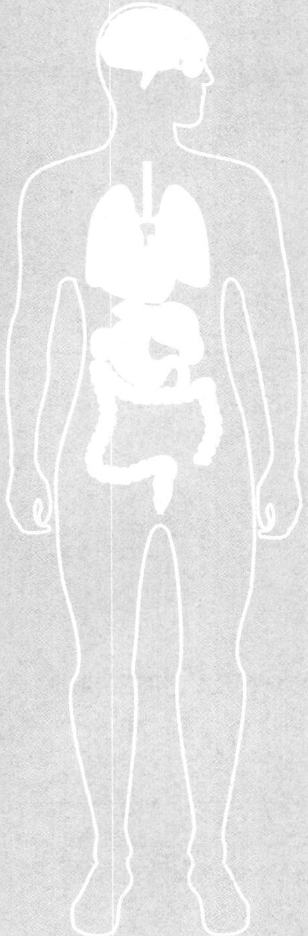

皮肤科疾病十分常见，不仅对人们的身体损害大，而且对人们的形象影响较大。大体来说，常见的皮肤科疾病主要有痤疮、痱子、湿疹、冻疮等。本章将详细介绍此科常见疾病的症状表现及应对措施。

痤疮

痤疮俗称“粉刺”“青春痘”，是一种多发于青少年毛囊、皮脂腺的慢性皮肤炎症。

症状表现

◎ 皮下膨起斑点。

◎ 红色肿胀或是肿块。

◎ 皮肤上持续、反复出现红斑。

实用单方

丹参方

材料 丹参100克。

做法 将丹参研为细末，水煎服。

用法 每日3次，每次3克。

菟丝子方

材料 菟丝子30克。

做法 菟丝子放入锅中，加500毫升水，煎取300毫升。

用法 先熏再外洗患处。每日1～2次，7日为1个疗程，1～2个疗程见效。

特效偏方

取绿豆100克。研成细末，加入温开水适量，制成绿豆霜（呈糊状），然后装入洁净空瓶备用。每晚临睡前，先将脸部洗净擦干，然后涂抹绿豆霜适量，并以双手食指、中指、无名指指腹轻柔涂抹，持续10~20分钟。

其他疗法

◎涂抹：因热毒所致的痤疮，将牛黄解毒片（用量视患部大小而定）研成粉末状，加温开水调成糊状，用消毒棉球蘸涂患部。每日早晚各1次。

饮食及行为禁忌

◎发生痤疮后不要用手触摸、挤压，以免细菌侵入，导致继发感染和留下凹陷性瘢痕。

◎忌食辛辣、煎炸、甜腻、腥膻类食品，特别是咖啡、巧克力、羊肉、狗肉等。

这种情况应就诊

◎严重的粉刺经治疗无效时。

◎有粉刺瘤的患者。

医生叮嘱

◎生活规律，避免劳累及便秘。

◎早晚洗脸，保持面部清洁。

◎多做一些让自己心情愉快的事情，消除每日工作或学业上的压力。

荨麻疹

荨麻疹是指由于皮肤、黏膜小血管反应性扩张及渗透性增加而产生的一种局限性水肿反应。此病可发生于任何年龄、任何季节。

症状表现

◎全身或局部皮肤上突然出现瘙痒性血斑。

◎心慌、烦躁、恶心、呕吐、腹痛、腹泻等。

实用单方

蝉蜕丸

材料 蝉蜕300克。

做法 将蝉蜕洗净、晒干、炒焦，研为细末，加蜂蜜350克调和为丸，每丸9克。

用法 每日早晚各服1丸，温开水送服。

银花饮

材料 新鲜金银花适量。

做法 金银花水煎成汁。

用法 每次50毫升，每日服用3次。

特效偏方

取地肤子、红糖各30克。将地肤子加清水500毫升，煎至250毫升，过滤后放入红糖搅匀，趁热服用。每日早晚各1次。

其他疗法

◎擦拭：取鲜瘦风轮叶60克、甜酒30毫升，先将瘦风轮叶切碎、炒热，加甜酒拌匀，然后用纱布包蘸药汁揉搽患处。

◎熏洗：取田皂角80克，入锅加清水煎煮取汁，趁热熏洗患处。

饮食及行为禁忌

◎忌食易致机体过敏的药物。

◎忌食鱼虾蟹及辛辣刺激性的食品。

◎避免接触致敏物质。

这种情况应就诊

◎有继发感染时。

◎有较多大疱，无法自己处理时。

◎皮疹较多，治疗效果不佳时。

医生叮嘱

◎关注气温变化，注意保暖。

◎加强体育锻炼，增强体质。

◎防止肠道寄生虫病。

手足皲裂

手足皲裂很常见，是指由于各种原因导致的手足部皮肤干裂，可能是一种独立的疾病，也可能是某些皮肤疾病的伴随症状。

症状表现

◎ 皮肤弹性降低、粗糙。

◎ 皮肤粗糙如同树皮。

◎ 皮肤表面会出现较深的条形状皲裂。

实用单方

白及粉方

材料 白及粉、植物油各适量。

做法 将白及粉与植物油搅匀成泥状。

用法 将药泥适量涂于患处。每日2次。

冬青叶方

材料 冬青叶、麻油、桐油各适量。

做法 将冬青叶拣去杂质，研为细末，然后与麻油、桐油调成糊状即可。

用法 先将患处洗净，再涂抹上药糊。每日2次。

麦冬方

材料 麦冬适量。

做法 将麦冬捣烂，除去纤维。

用法 将捣烂的麦冬涂于患处。每日1次。

鸡蛋黄方

材料 鸡蛋黄4个。

做法 将鸡蛋黄煎熬出油。

用法 将蛋黄油涂抹于患处。

四叶青方

材料 四叶青叶、麻油各适量。

做法 将四叶青叶煅烧，研为细末，然后用麻油调和。

用法 涂在患处。

特效偏方

取甘草50克，75%酒精200毫升，甘油250毫升。将甘草放入酒精中浸泡1日，然后捞出甘草，取浸液兑入甘油即成。用时将患处洗净再涂药液。

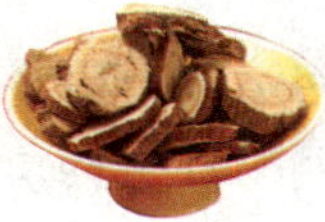

取土豆1个。将土豆煮熟后，剥皮捣烂，加少许凡士林调匀，放入瓶内。手足皲裂后，取少许涂于裂处。每日3次。

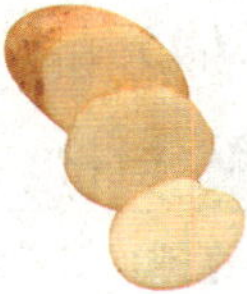

取核桃仁20克，芝麻10克。共捣烂研末，加蜂蜜15克调匀，涂于患处。每日1次。

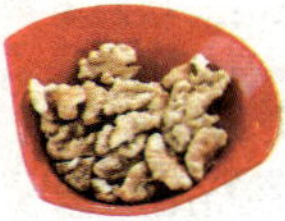

取黄豆100克，凡士林200克。将黄豆洗净、晾干、研细，过筛取末，再与凡士林200克混匀，装瓶。用时先将患处皮肤洗净，然后用药膏填平裂口，外用纱布盖住，每隔3日换药1次即可。

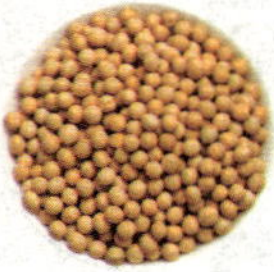

取桂圆肉、黑芝麻（炒熟研细末）各30克，阿胶50克，黄酒、冰糖各适量。先将阿胶用黄酒浸软并蒸化，加入桂圆肉、黑芝麻、冰糖，直至冰糖融化。每次服用20克，每日2次。

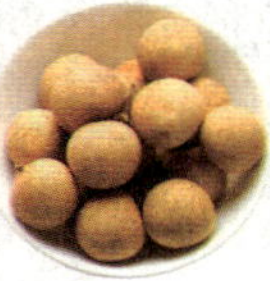

取猪胰1具，黄酒适量。将猪胰清洗干净，放入适量黄酒中，用猪胰取汁，涂在皲裂处即可。

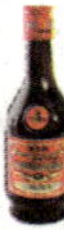

其他疗法

◎涂抹：取蛇蜕适量，将其烧灰，研为细末，加入凡士林适量调和为膏，然后将患处洗净，涂上药膏，并以胶布包扎。

◎**贴敷**：取头发适量，将其烧成灰，研为细末，再以蜡烛油调和成糊，将患处洗净后涂上该药糊。每日1次。

✖ 饮食及行为禁忌

◎ 避免接触刺激物。

◎ 不宜使用碱性肥皂洗手。

◎ 少接触冷水。

这种情况应就诊

◎由于受冻较重而坏死，形成溃疡。

◎受冻严重，出现水疱或大疱。

医生叮嘱

◎ 寒冷时节常用温水洗手洗脚。同时要特别注意手部和足部的防寒保暖，外搽一些油性的护肤品，以免发生冻疮而加重手足皲裂。

◎ 尽量减少局部摩擦，避免手足部位接触酸碱性物质或有机溶剂。

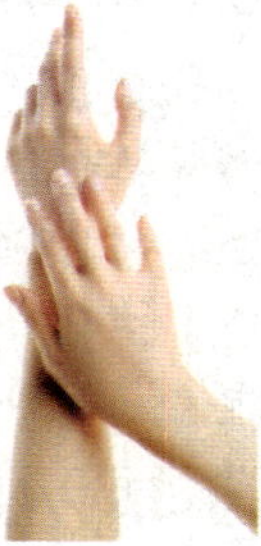

● 平时注意手部的护理，可有效预防手部皲裂。

鸡 眼

鸡眼大多是因为鞋过紧、远行或摩擦，进而使脚底或脚趾长出角质增生物。

症状表现

◎脚底部或脚趾处长出大小不等的角质增生物，颜色为淡黄色或深黄色，外形椭圆。

◎走路时，患处疼痛。

实用单方

蜈蚣外敷方

材料 干燥蜈蚣2~4条，菜籽油适量。

做法 将干燥蜈蚣烘干，研为细末，再加入菜籽油适量调和成糊状。

用法 将药糊敷在鸡眼处。每日3次。

韭菜叶方

材料 鲜韭菜叶适量。

做法 将韭菜叶揉汁。

用法 内服，每日3次。另，隔日1次，用韭菜汁涂抹鸡眼处。

特效偏方

取葱1根。用葱里的白色液体外搽患处。

取紫皮蒜、洋葱各1个。将其捣烂成泥，加醋适量调和成糊状。每日泡脚后，用消过毒的刀刮去鸡眼表皮粗糙的角质层，然后将药糊涂抹于患处，最后用消毒纱布包扎起来，2日换1次药糊。

其他疗法

◎贴敷：取鸦胆子20粒，捣烂后敷在患处，每5日换1次药。或者将鸡眼刮平，使其出现一凹陷，然后放入生半夏末，再用胶布固定。

◎姜灸：取艾叶适量，先把生姜放到鸡眼处，再把艾叶放在生姜上，然后用香火烧艾叶，隔日鸡眼就会自行脱落。

饮食及行为禁忌

◎不要穿不透气的鞋。

这种情况应就诊

受压或受挤就会明显疼痛，影响走路时。

医生叮嘱

◎避免双脚局部长期受压或摩擦。

◎鞋内放带洞（洞与鸡眼位置对应）的鞋垫。

脚气

脚气是一种真菌感染性皮肤病。很多人都患过脚气，只是轻重不同而已。脚气常在夏季加重，冬季减轻，也有人终年不愈。

症状表现

◎脚臭。

◎趾间皮肤发痒、有充血疹。

◎出现感染时皮肤可起水疱。

◎指甲变白、变脆。

实用单方

白扁豆散方

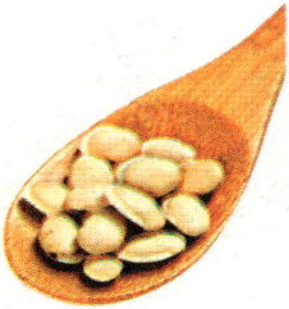

材料 白扁豆、灯心草各适量。

做法 将白扁豆磨成粉。

用法 饭前用灯心草煎汤调服，每次服用10克，每日3次。

麦芽方

材料 麦芽适量。

做法 将麦芽用水煎服。

用法 每日1次。

无花果叶方

材料 无花果叶数片。

做法 将无花果叶洗净，加水适量煮10分钟左右。

用法 待水温合适时泡洗患足10分钟。每日2次。

特效偏方

取陈皮4克，红豆70克，花生仁120克，红枣10颗。将陈皮、红豆、花生仁、红枣一同用水煎煮熟食用。

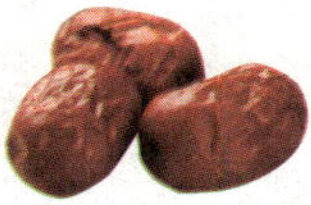

取黄豆100克，米皮糠150克。将黄豆与米皮糠用水炖熟食用。

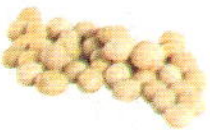

取醋、雪花膏各适量，将其混合调成糊状，涂于患处。随配随用，2~3次即可起效。

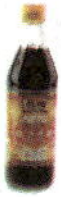

取黄豆100克，陈皮3克，羊脚骨150克，盐适量。将黄豆、陈皮与羊脚骨用水炖烂，加入盐适量调味食用。

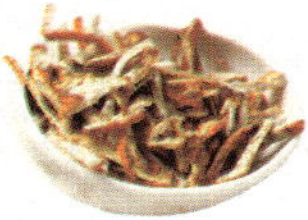

取大冬瓜1个，红豆120克。将冬瓜切盖、去内瓤，装入红豆，放糖水中煨熟淡食，或焙燥为丸食用，或加水煮至烂熟，分次食用。

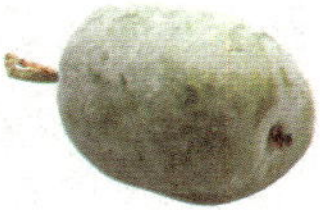

取紫菜、车前子适量。将两者加水煎用。每日1剂。

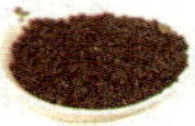

取韭菜适量。将韭菜洗净、切细，放入盆中捣碎成糊状，然后倒入开水冲泡（水量以能浸泡双脚为准），待水温降至温热时，将双脚放入浸泡，搓洗患处，时间以30分钟为宜。

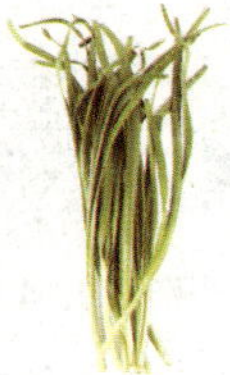

其他疗法

◎**外敷**：取蒜若干，捣烂成糊状敷于患处，10分钟左右将其擦去，再涂上一些金霉素眼膏，2日1次，连用3次可愈。

◎**涂抹**：洗脚后将碘伏外涂于患部。每日2~3次，长期坚持，效果不错。

◎**贴敷**：用泡过的湿茶叶贴患部，等到肿胀消退时，再盛半盆温水，将脚浸在水中，过5分钟后，擦干，再用明矾轻轻地摩搽患部，刚开始会有些疼痛，过1周后就会好转，1个月为1个疗程。

饮食及行为禁忌

◎脚痒时不可用手抓脚，以免患手癣。

◎洗脚时要忌用碱性肥皂等刺激性用品。

◎ 忌食辣椒、生葱、生蒜等易引发出汗的食品。

◎ 忌烟酒。

这种情况应就诊

◎ 自疗1个月左右无效时。

◎ 皮疹处皮肤变脆、充血加剧时。

医生叮嘱

◎ 平时不宜穿不透气的鞋子，保持足部清洁、干燥，勤洗脚，勤换鞋袜。

◎ 注意生活、工作场所的消毒工作，注意保持通风、干燥。

◎ 平时多吃粗粮。

◎ 加强体育锻炼，增强体质。

◎ 洗脚盆和擦脚巾应分开使用，以免传染给他人。

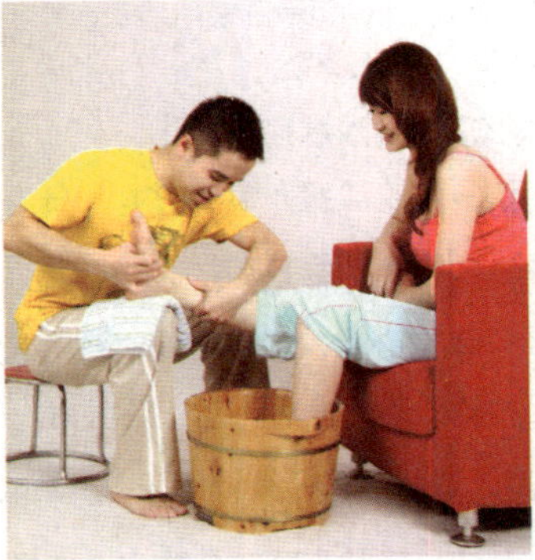

● 勤洗脚，是缓解脚气不适的有效途径。

湿疹

湿疹是由多种内外因素导致的一种伴有瘙痒的过敏性皮肤病，可发生在身体任何部位，常发于面部、耳周、阴囊等部位。

症状表现

◎片状皮损、慢性瘙痒、皮肤干燥及增厚，常出现于手腕、面部及膝肘关节内侧皱褶处。

◎皮肤损害、红斑、脱屑，深色皮肤的患者出现皮肤颜色改变，有时还会出现一些小的皮肤肿块或水疱分泌液体。

实用单方

蚕沙饮方

材料 蚕沙60克。

做法 将蚕沙水煎2次。

用法 早晚温服，每日1剂。7日为1个疗程。

特效偏方

取空心菜30克，玉米须15克，荸荠10颗。将以上材料处理干净后一起煎汤服用。

其他疗法

◎清洗：将马齿苋、白鲜皮、木槿皮一起煎成汤，然后用汤清洗患处。每日3次。

◎贴敷：先将蜂蜜、绿豆粉、冰片和醋调成糊状，然后放在中间有孔的油纸上，直接敷于患处。

✘ 饮食及行为禁忌

◎尽量避免使用化妆品。

◎避免用热水洗烫及过多使用肥皂、清洁剂。

◎对花粉、羊毛、羽毛、寄生虫、奶糖等过敏者，应尽量避免接触这些过敏原。

◎忌用手抓挠患处，否则会使其扩散，严重者可引起感染。

◎忌大面积使用激素类软膏，避免引发不良反应。

这种情况应就诊

◎出现大量脓性小水疱时。

医生叮嘱

◎饮食宜清淡。

◎清洁剂、肥皂和水，甚至灰尘都可能诱发湿疹。因此在洗碗和打扫卫生时要戴上手套。

◎生活规律，保证充足休息，晚上于11点以前就寝。避免过累、精神紧张造成内分泌系统功能紊乱而引起湿疹。

皮炎

皮炎是一种常见的皮肤疾病，临床上将皮炎分为神经性皮炎、接触性皮炎、脂溢性皮炎及药物性皮炎四大类。

症状表现

◎神经性皮炎：皮肤瘙痒；搔抓后出现丘疹。

◎接触性皮炎：皮肤出现红斑、水疱，并伴有瘙痒。

◎脂溢性皮炎：皮肤潮红斑片，形状不定，大小不等；油腻黄痂或干燥糠皮样鳞屑；皮肤瘙痒。

◎药物性皮炎：皮肤上出现红斑、丘疹、水疱；脓性皮疹、荨麻疹。

实用单方

胡麻仁方

材料 胡麻仁100克。

做法 将胡麻仁水煎服。

用法 每日1次。

马齿苋萝卜粥方

材料 马齿苋50克，萝卜40克，薏苡仁30克。

做法 将马齿苋与萝卜、薏苡仁加清水煮粥。

用法 每日分2次食用。

土茯苓方

材料 土茯苓60克。

做法 将土茯苓研为粗末，用纱布包好煎制。

用法 每日服1剂，早、晚各服1次。连续服用15剂为1个疗程。

特效偏方

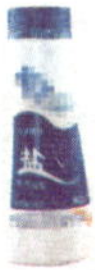

取鲜羊蹄根、盐各适量。将鲜羊蹄根洗净、捣烂，加盐拌匀，挤出汁液。再将汁液涂于患处。每日3次。适用于神经性皮炎。

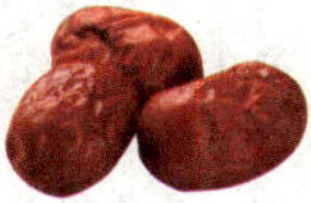

大枣100克，生猪油60克。大枣洗净，锅中烧热水，将大枣和生猪油一同放入锅中煮沸。隔日1剂。连服3~5周。适用于脂溢性皮炎。

其他疗法

◎涂抹：取鲜侧柏叶24克，与60%酒精100毫升一并浸泡1周，然后将药液取出，涂抹患处。每日3次。

◎贴敷：取王不留行、白芷等份，将其共研为细末，再敷在患处即可。

饮食及行为禁忌

◎忌饮酒、浓茶、咖啡。

◎忌食辛辣刺激性食物。

◎不要滥用肥皂等刺激性强的清洁剂。

◎避免搔抓或用热水烫洗患处。

◎忌吃高脂、高糖食物。

◎不宜吃鸡肉、羊肉、虾、蟹等。

◎出现皮炎时，千万不要自己擅自使用药物进行治疗，要在医生的指导下用药。

医生叮嘱

◎保持规律的作息时间。

◎保证充足的睡眠。

◎平时多饮水，保证大便通畅。

◎平时要多吃新鲜蔬菜和水果。

◎注意局部卫生，避免各种皮肤刺激。

◎对于药物性皮炎患者，应立即停止用药。

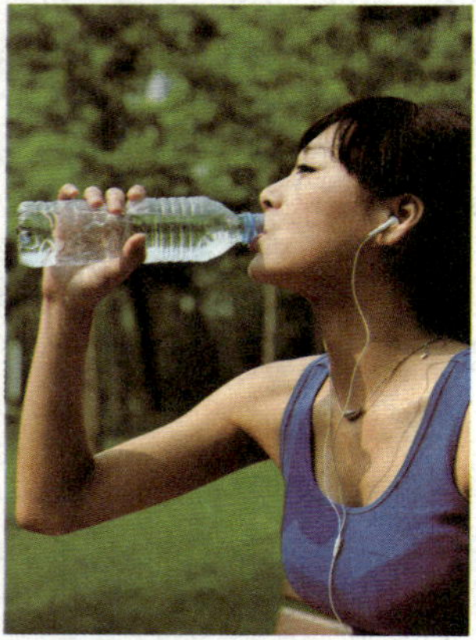

● 平时多喝水，保证肠道通畅，可以有效预防各种皮炎的发生。

Part 4

五官科疾病

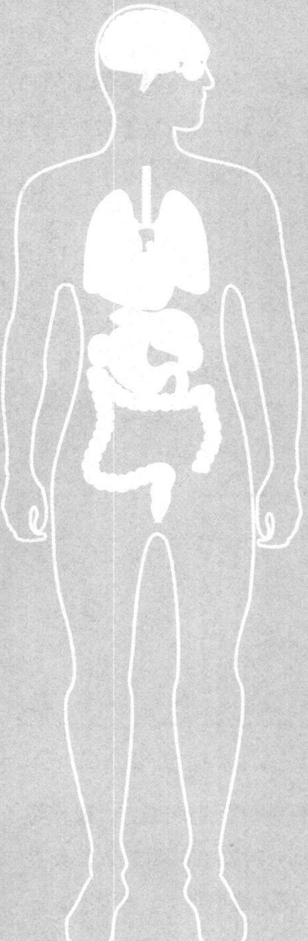

五官科疾病是一种常见病、多发病。目前，五官科疾病已经严重影响到人们的日常生活，而且对人体造成了很大的伤害。鉴于此，我们有必要了解五官科疾病的症状，并有针对性地进行防治，以保证健康舒适地生活。

睑腺炎

睑腺炎是睑皮脂腺或睑板腺因金黄色葡萄球菌感染引起的急性化脓性炎症，睑皮脂腺体发生炎症称为外睑腺炎，睑板腺发生炎症称为内睑腺炎。

症状表现

◎ 眼睑胀痛、偏头痛。

◎ 全身发热。

◎ 眼睑皮肤局限性红肿。

◎ 睫毛根部出现黄色脓点。

◎ 耳前淋巴结肿大。

实用单方

蒲公英饮方

材料 蒲公英30克。

做法 将蒲公英洗净，水煎2次。

用法 分2次服用。

特效偏方

取蒲公英、忍冬藤各30克，野菊花20克，蜂蜜适量。先煎蒲公英、忍冬藤15分钟左右，再放入野菊花煮10分钟左右，去渣取汁，调入蜂蜜拌匀。代茶饮。

取荆芥、防风、川黄连、文蛤各15克，苦参根12克，薄荷3克，铜绿1.5克。把以上七味共研细末，拌和成丸子大。每次用热水化开1丸，趁温热洗眼部，每日3次。

其他疗法

◎贴敷：取蛇蜕浸于醋中，然后将蛇蜕捞出，贴在外眼睑患部。或者将鲜香蕉根、茎或叶捣烂榨汁，将汁液涂于患处。每日1次。

◎熏洗：取桑叶、菊花、连翘各15克，黄连10克。将上药水煎取汁，用药汁先熏后洗患处。每日2次。

饮食及行为禁忌

◎忌吃辛辣、油腻食物。

◎不要挤压患处，以免细菌随血液流入颅内，引起并发症；忌酒。

这种情况应就诊

◎当睑腺炎化脓时。

医生叮嘱

平时一定要注意眼部卫生，不要揉搓眼睛，以免造成细菌感染。

牙痛

牙痛是常见的口腔疾病之一。通常情况下，当细菌代谢产生的对牙齿有损坏作用的酸性物质损伤到神经，就会引起牙痛。

症状表现

◎牙龈红肿。

◎面部肿胀。

◎遇冷、热、酸、甜，有刺激痛。

◎舌红、苔白干。

实用单方

赤芍饮方

材料 赤芍30克。

做法 将赤芍洗净，加清水适量煎服。

用法 每日1次。

露蜂房方

材料 露蜂房3克。

做法 将露蜂房拣去渣，然后和半碗清水一起放入砂锅中煎煮汁液，待汁液煎至原来的一半时关火即可。

用法 将煎好的汁液含在嘴里片刻，然后咽下。

生姜片方

材料 生姜1块。

做法 生姜切小片。

用法 咬在牙痛处。

五倍子方

材料 五倍子9克。

做法 五倍子加水煎。

用法 漱口，牙痛可立止，但不除根。

特效偏方

取茄子200克，盐适量。将茄子切成3～4厘米的长条，放入容器中，加入适量盐拌匀，腌渍约2小时即可。牙痛时用患牙直接咬住茄条，待疼痛缓解后吐掉。可缓解牙痛。

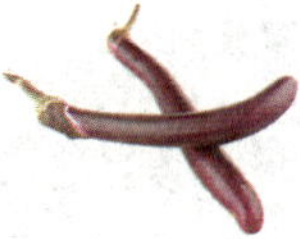

取茄子的根茎部250克，鸡肝、鸡蛋各适量。将茄子根茎以五碗水熬成一碗半，再将药液炖鸡肝、鸡蛋服用，连吃2剂可以有效减轻或辅助治疗牙痛。

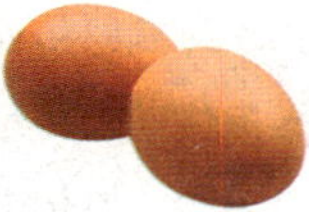

取杏仁1颗。牙痛时，将杏仁放在火上点燃后立即吹灭，再趁热把杏仁咬在牙痛的地方，连续咬几次，就可以暂时止住牙痛。

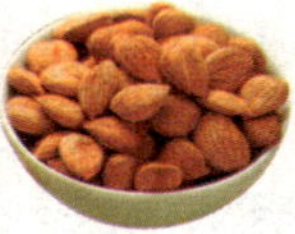

取蒜适量。把蒜剥去皮后放在火上煨熟，然后趁热切开贴在牙痛的部位，等到蒜凉了以后再更换，连续几次以后便可有效缓解牙痛。

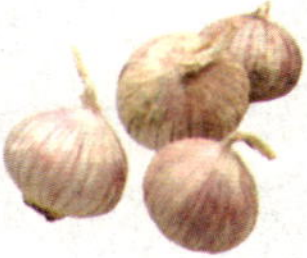

取冰糖适量。在锅里放入少许水以后再放进几粒冰糖，加热后煮至水沸，待凉后饮用，也能有效缓解牙痛。

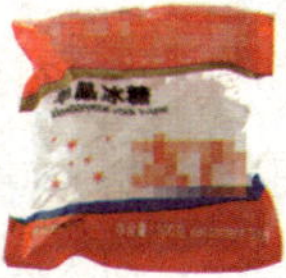

其他疗法

◎涂抹：取5克干花椒，放入不锈钢锅内，加清水稍没过花椒，放火上煮沸后再煮5分钟。待水温后加入50毫升白酒，晾凉后过滤，将花椒水倒入小玻璃瓶内。牙痛时用棉花蘸花椒水塞入患处咬住，也可用镊子夹住药棉蘸花椒水抹在疼痛部位。

◎含漱：取杨梅根（杨梅树的根部）30克。用刀削一些木屑煮水，将两三碗水熬成一碗水。约15分钟后倒出，稍晾凉后，将药汁含在口中，含到无法忍受时吐掉，接着再含第2次、第3次。要连含3次，每次至少含5分钟。

✖ 饮食及行为禁忌

◎ 忌吃生冷、辛辣刺激性食物。

◎ 忌吃酸味食物。

◎ 忌偏食。饮食需多样化，尤其多食用含有维生素的蔬菜及水果，如苹果、胡萝卜等。

医生叮嘱

◎ 平时要养成饭后、睡前、晨起刷牙的好习惯，这是预防牙痛的关键所在。

◎ 平时应选择保健牙刷，以刷头小、刷毛软、有弹性为佳。

◎ 刷牙时，让刷头在牙面与牙龈之间成45° 横向颤动，移动的幅度不超过半颗牙，颤动数次后，沿牙面竖刷，上牙自上而下，下牙自下而上。每次刷牙时长保证3分钟，牙齿才能面面刷到。

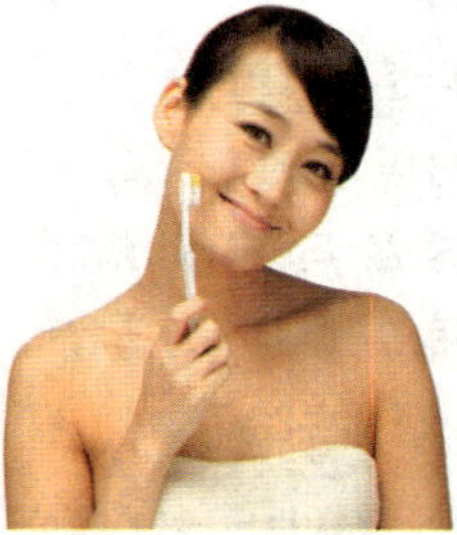

● 平时坚持饭后、睡前、晨起刷牙，就可以有效预防牙痛。

口腔溃疡

口腔溃疡又称口疮，是口腔黏膜疾病中最常见的溃疡性损害，具有周期性复发的规律。一般7～10日可自愈，愈后不留瘢痕。

症状表现

◎ 口腔内有刺痛、烧灼感。

◎ 口、唇、舌部位红肿发炎或形成水疱、溃疡糜烂等。

实用单方

绿豆生地汤方

材料 生地黄30克，绿豆60克。

做法 将绿豆洗净，与生地黄一同加清水煎煮，然后拣去生地黄即可。

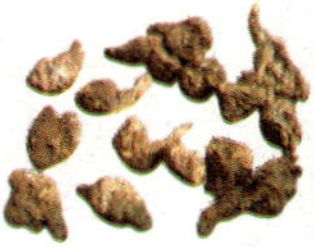

用法 食豆饮汤。每日1剂。宜在饭前食用。

马鞭草方

材料 马鞭草30克。

做法 马鞭草用水煎。

用法 温服。每日1剂，3日为1个疗程。

特效偏方

取绿豆50克，蒲公英15克，冰糖适量。将绿豆加清水煮至熟烂；蒲公英水煎取汁。然后将蒲公英汁与绿豆汁混匀，再加冰糖适量即可饮用。

其他疗法

◎含漱法：将2小杯过氧化氢、2小杯水、1茶匙盐及苏打适量混合后，每日漱口4次，但是不要把水咽下。

◎涂抹：纯尤加利精油、纯茶树精油各10滴，药用酒精、冷开水、甘油各5毫升混匀，然后用干棉签把溃疡伤口清理干净，并使之干燥，再用棉花棒蘸以上精油配方在溃疡伤口处按住1分钟，随后再用干棉签擦干，重复2次。每日2次。

饮食及行为禁忌

◎忌食煎炸烘烤食品。

◎忌吃辛辣、刺激食物。

这种情况应就诊

◎溃疡很痛，或是溃疡持续超过2周时。

医生叮嘱

◎切勿情绪高亢激昂，宜保持心情平静。

◎饮食多样化，多食刺激性小的蔬菜、水果。

◎保持大便通畅。

慢性鼻炎

慢性鼻炎是指鼻黏膜和黏膜下层的慢性炎症。一般是由急性鼻炎屡发及治疗不彻底所致。

症状表现

◎ 鼻塞。

◎ 嗅觉减退。

◎ 鼻涕呈黏液性或黏脓性。

实用单方

辛夷饮方

材料 辛夷15克。

做法 将辛夷洗净，水煎。

用法 代茶饮。每日1次。

苍耳子粥方

材料 苍耳子10克，粳米50克，蜂蜜适量。

做法 先用水煎苍耳子，然后去渣取汁；再将淘洗好的粳米入药汁中煮成粥，加蜂蜜适量调匀即可服用。

用法 早晚各服1次。

紫苏叶饮方

材料 紫苏叶10克，葱白、生姜各8克。

做法 紫苏叶和葱白、生姜，加水煎服。

用法 每日1次。

牡丹皮饮

材料 牡丹皮100克。

做法 将牡丹皮加水1 000毫升煮沸15分钟，然后将牡丹皮用粗纱布挤水，过滤后加开水适量制成10%的溶液。

用法 每晚服50毫升，10日为1个疗程。

特效偏方

取丝瓜藤1米，猪瘦肉50克，盐少许。将丝瓜藤和猪瘦肉一并放入锅中煮熟，放入少量盐拌匀，饮汤吃肉。每日1剂，分2次服用，连服2周。

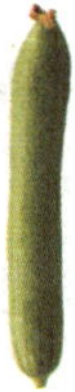

取红枣（去核）250克，白扁豆、面粉各1 000克。将白扁豆水煮至软，加入红枣再煮，至水将尽、豆能捣碎时出锅，趁热将扁豆、红枣捣成泥状，作馅。再将面粉和好发酵，发好后加苏打适量揉匀，擀皮，包进扁豆枣泥，做成豆包蒸熟食用。

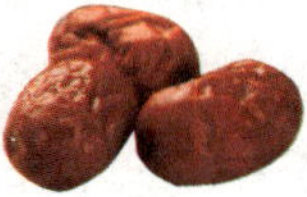

取猪脑2副，川芎15克，辛夷花10克，盐、胡椒各少许。将猪脑洗净，剔去筋膜，将川芎、辛夷花煎水取汁，加入猪脑和盐、胡椒，炖熟，分2次食用。

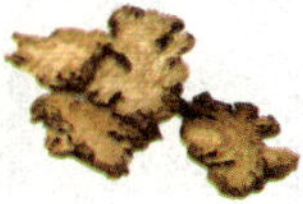

取白酒500毫升，橘红30克。将橘红浸入白酒中，封固1个月。每晚睡前服一小盅（约20毫升）。

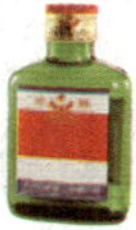

取辛夷花2克，红花1.5克，紫苏叶6克，茶叶适量。将三味中药研为粗末，加入茶叶，泡茶饮。每日1剂。

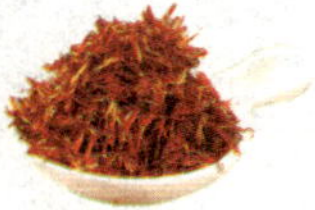

其他疗法

◎熏鼻：取辛夷、苍耳子各10克，白芷9克，薄荷、柴胡、桔梗、菊花各3克，将上药煎汤，趁热熏鼻。

◎芳香疗法：取细辛、川芎、白芷、薄荷、苍耳子、辛夷各3克，将上药共研成末，加入麝香0.3克混匀，装在布袋中，经常嗅闻。

◎外用：取鹅不食草细粉适量。每日数次吸少许鹅不食草细粉，或用湿棉布包药粉或油膏纱条塞鼻，约30～60分钟取出。

✖ 饮食及行为禁忌

◎ 严禁进食辛辣、刺激性食物。

◎ 戒烟。

◎ 少吃油腻食物。

这种情况应就诊

◎ 鼻塞影响呼吸时。

◎ 鼻塞伴有头痛时。

◎ 鼻塞导致失眠时。

医生叮嘱

◎ 经常锻炼身体，增强身体免疫力。

◎ 避免风寒，积极防治感冒。

◎ 平时一定要注意环境卫生，避免有害气体长期刺激。

◎ 避免长期使用血管收缩剂滴鼻。

◎ 养成良好的生活习惯。如不过度疲劳，保证充足的睡眠，不饮酒，不吸烟等。

◎ 冬春寒冷季节或感冒流行期间，外出要戴口罩，尽量少去公共场所。

◎ 每日早晨坚持用冷水洗脸，以增强鼻腔黏膜的适应能力。

◎ 保持心情舒畅。少忧虑，多开心，少生气，多欢乐。

慢性扁桃体炎

扁桃体是位于咽喉后部的淋巴组织聚合体，能产生抗体，帮助战胜呼吸道感染。当这些组织自身感染时，就会导致扁桃体炎的发生。

症状表现

◎扁桃体红、肿，有白色分泌物和斑点。

◎颈下淋巴结、颏下淋巴结肿大、触痛。

◎咽喉痛、低热和头痛，伴发其他症状。

实用单方

一枝黄花饮方

材料 一枝黄花15克。

做法 将一枝黄花水煎取液。

用法 饮服，每日2次，每日1剂。

胖大海冰糖饮方

材料 胖大海、冰糖各适量。

做法 将胖大海放入砂锅内，加清水适量，用小火煎煮10分钟，待胖大海的外壳破裂后再煮5分钟，然后取出胖大海的外壳，加入冰糖适量即可。

用法 待冰糖溶化后早晚饮服。

特效偏方

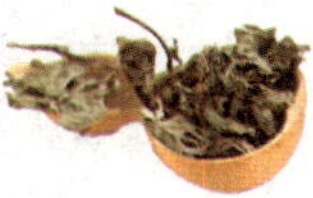

取玄参、板蓝根各10克，黄芩5克，薄荷（后下）3克。将上药水煎取汁，含汁漱口。

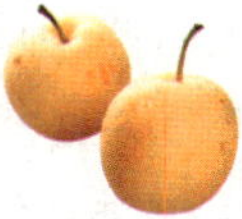

取雪梨、甘蔗、荸荠、藕、新鲜芦根各100克。将上述材料榨汁后混合均匀。坚持每日饮用。

其他疗法

◎**贴敷**：取灯笼草适量。将灯笼草炒焦，研为末，再用酒调成糊状，将药糊敷于喉处。

◎**吸入法**：板蓝根15克，紫花地丁、金银花各18克，玄参20克，桔梗6克，薄荷9克，同煮沸，吸入气雾。每日2次。

◎**滴鼻法**：鲜土牛膝根50克，捣汁加入乳汁10毫升，滴鼻。每次2~3滴，每日2~3次。药汁滴入鼻腔后，很快产生麻辣感，3~5分钟后，口腔内有黏性分泌物，再过20分钟左右即可感到咽部症状好转。

◎**盐水漱口**：溶1/2茶匙盐于1杯温开水中，用盐水漱口可减轻疼痛，但没有治疗效果。

◎**冷敷**：金银花、连翘各20克，车前子、蒲公英各少许，水浓煎取汁，用纱布浸湿，冷敷颈前部。

✖ 饮食及行为禁忌

◎忌食硬的食物，如麻花、各种坚果及牛肉干等。

◎忌食辛辣刺激性食物，如辣椒、芥末、花椒、大蒜、姜等。

◎忌酒。研究发现，饮酒对扁桃体炎的恢复非常不利，故不宜饮酒。

◎少吃油腻食物，如油炸食物及肥肉。

这种情况应就诊

◎出现扁桃体炎症状时。

◎儿童出现扁桃体炎并开始流涎，或者出现呼吸困难时。

◎儿童夜间呼吸困难，呼吸有异样声音时。

◎扁桃体炎经常复发时。

医生叮嘱

◎保持口腔健康，每日饭后漱口，睡前刷牙，以减少口腔内细菌感染的机会。

◎饮食以流质及半流质为主。

◎冷雾加湿器可增加房间的湿度，对呼吸系统有益。

◎注意休息，多饮水，保持大便畅通。

Part 5

男科疾病

男科疾病如不及时治疗，不仅影响男性的身体健康，长此以往，还会影响夫妻关系、工作效率、生活信心等。

针对男性朋友所关心和困惑的性功能障碍、男性生殖器疾病等男科常见病，本章提供了适当的方剂和外治疗法，以加强调理和防治。

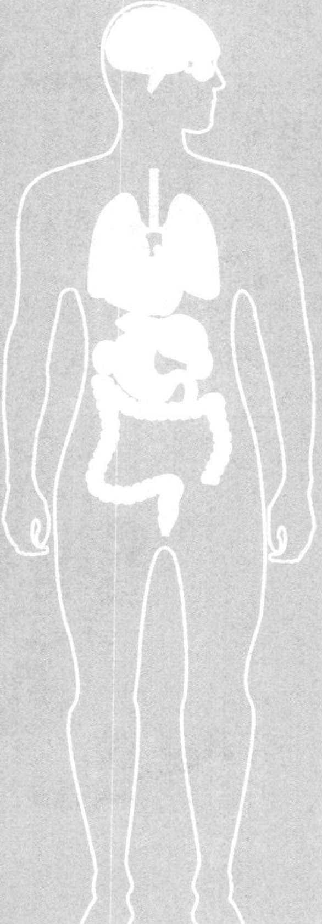

阴囊湿疹

阴囊湿疹是一种常见的皮肤病，夏季发病率最高，是男性常见的性器官皮肤病。

症状表现

◎阴囊湿疹呈对称性发作，常波及整个阴囊，患处奇痒，病程持久，反复发作，屡治不愈。

◎以阴囊皮肤起疹、形如赤粟、搔破后流水，或阴囊皮肤干燥脱屑、奇痒难忍为主要特点。

实用单方

土豆汁方

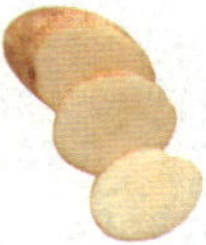

材料 土豆适量。

做法 土豆去皮榨汁。

用法 每日搽患处2～3次。

生姜方

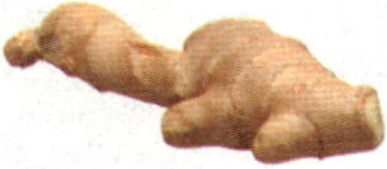

材料 生姜若干。

做法 生姜切片。

用法 用生姜片搽患处。

香蕉方

材料 香蕉1根。

用法 用香蕉搽患处。

特效偏方

将生百部加水2000毫升，煎至1500毫升。清洗局部，每日1次。

取甘草适量。将甘草煎汤。频洗患处，每日3~5次。

其他疗法

◎熏洗：取黄花菜根500克。黄花菜根加水1500毫升，煎30分钟。熏洗患处1.5小时，连续熏洗4次。

◎清洗：取鱼腥草100克。新鲜的鱼腥草以水煎取汁。待水温稍凉后清洗患处，每日早、晚各1次，1周为1个疗程。

饮食及行为禁忌

◎阴囊瘙痒不要过度搔抓和烫洗，尤其是不要用肥皂水烫洗。

医生叮嘱

◎平时可多吃新鲜的蔬菜和水果，避免食用刺激性食物及其他容易引起过敏的食物。

◎平时最好选择通风透气性和散热好的内裤，如阴囊袋内裤；及时换洗内裤，尤其是在运动出汗后。

遗精、早泄

遗精有生理性和病理性之分；早泄指阴茎进入阴道前或刚进入阴道时即射精。中医学认为，二者均应以补肾固精和涩精止遗为主要治疗原则。

症状表现

◎在没有性交的情况下精液自行泄出。

◎阴茎进入阴道前已经射精，以致不能正常性交。

◎阴茎易勃起、性交时间短。

实用单方

韭菜籽方

材料 韭菜籽200～250克。

做法 将韭菜籽炙黄。

用法 用黄酒适量送服韭菜籽，每次10克，每日3次，7日为1个疗程，一般3～5个疗程即可见效。

白果糖水方

材料 白果仁10克，白糖适量。

做法 将白果仁炒后入水煎煮，加白糖拌匀。

用法 饮汤食果仁。

仙茅根方

材料 仙茅根9克。

做法 将仙茅根用淘米水浸泡，去粗皮，然后水煎取汁服用。

用法 每日1次。

蜂房末方

材料 蜂房适量。

做法 将蜂房放在新瓦上焙干，然后研为细末。

用法 每日服3~6克。温水送下。

淫羊藿茶方

材料 淫羊藿20克。

做法 淫羊藿用沸水冲泡。

用法 代茶饮。

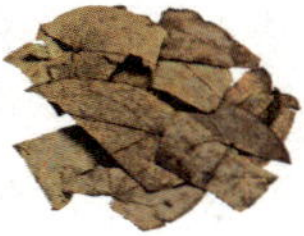

泽泻方

材料 泽泻12克。

做法 泽泻水煎，取汁服用。

用法 每日1剂。

特效偏方

取生白果仁2~3粒（研末），鸡蛋1个。在鸡蛋上开个小孔，将白果末塞入鸡蛋内，以纸糊封，于饭锅上蒸熟。每日吃鸡蛋1~2个。

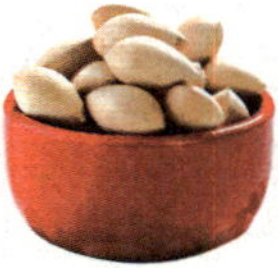

取大蚯蚓11条，韭菜适量。韭菜捣烂取汁，蚯蚓破开，洗净，加韭菜汁捣融。热酒冲服。每日1次。

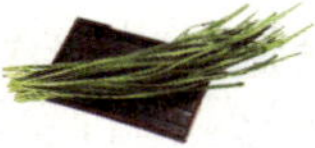

取蜈蚣30条，甘草6克，小茴香3克。将所有材料研为细末，每次服2克，水煎服。每日服1~2次。

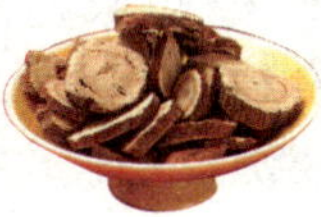

取猪肾1个，韭菜籽适量。将猪肾切开放入韭菜籽10克，用线扎好蒸熟，再切碎加油盐吃。每日1个，连吃4~5个猪肾。

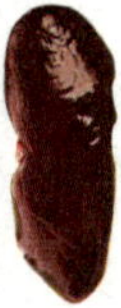

取活大青虾或白虾50克，白酒500毫升。将虾入白酒浸泡5日后，每日饮用50毫升，酒喝完后将虾炒吃。连用15日，具有补阴壮阳、增强性功能的作用。

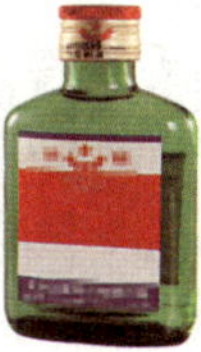

其他疗法

◎贴敷：取五倍子10克，白芷5克。将两者一同烘干，研为极细粉末，用醋及水各等份调成药团状。把药团敷于肚脐内，以消毒纱布遮盖，胶布固定。每日1换，一般连用3~5日即可取得效果。此方具有涩精止遗的功效。

◎**浸泡法**：取五倍子20克。用小火煎熬半个小时，再加入温开水适量，趁热熏蒸阴茎、龟头数分钟，待水温降至40℃左右时，可将龟头浸泡到药液中5～10分钟，每晚1次，15～20日为1个疗程。一般1～2个疗程，待龟头皮肤黏膜变厚、变粗即可。

✖ 饮食及行为禁忌

◎ 忌食辛辣刺激性食物。

◎ 忌饮酒和咖啡。

◎ 忌食肥腻、滑利之物。

医生叮嘱

◎ 建立正常的性生活规律，避免过度兴奋。

◎ 加强体育锻炼，增强体质。

◎ 睡眠时采取侧卧位，避免仰卧，裤子不要太紧，以免刺激生殖器。

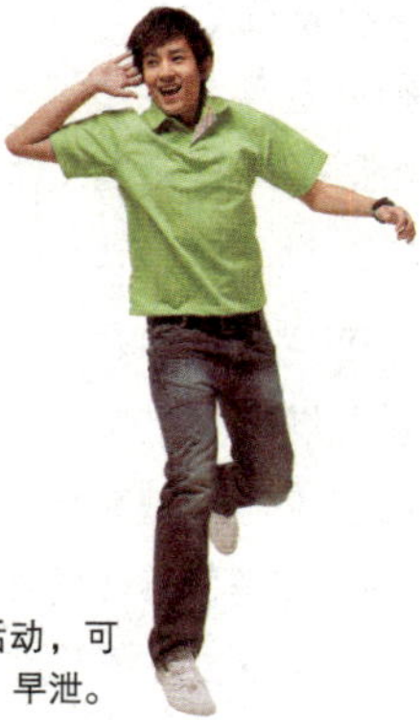

● 男性平时多运动，多参加户外活动，可以增强体质，有效预防和改善遗精、早泄。

阳痿

阳痿是指男性在性交时阴茎不能勃起或勃起不全而致不能进行性生活。阳痿除给个人带来精神上的压力外，还可能导致夫妻不和。

症状表现

◎性兴奋时阴茎开始勃起，但在行房事时软下来。

◎阴茎勃起不坚、不能持久。

◎阴茎无法勃起，但在睡梦中易勃起。

实用单方

细辛饮方

材料 细辛5克。

做法 细辛去杂质，然后用沸开水冲泡。

用法 代茶饮。15日为1个疗程。连用2~3个疗程。

淫羊藿汁方

材料 淫羊藿30克。

做法 将淫羊藿洗净，入锅水煎浓汁。

用法 用淫羊藿汁送服六味地黄丸9克，连服7日。

蛤蚧粉方

材料 蛤蚧1对。

做法 将蛤蚧、葱籽、韭菜籽各60克一并烘干，然后研为细末拌匀，分成10包。

用法 每次1包，饭前2小时以黄酒送服为佳。

麻雀方

材料 麻雀若干只。

做法 麻雀去毛及内脏，煮熟。

用法 每日吃3~5只。

红参方

材料 红参6克。

用法 空腹嚼服，每日1次。

特效偏方

取小茴香、炮姜各5克，盐少许，人乳或蜂蜜适量。将前两味共研末，加盐，用人乳或蜂蜜调糊状，敷于脐部，外加胶布固定，5~7日换1次。更换3~5次就会取得明显的效果。

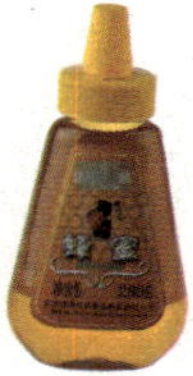

取枸杞子240克，猪肾1对，豆豉汁适量。将猪肾切片，与枸杞子、豆豉汁一并以小火煮熟，再加入盐调味。连渣食。

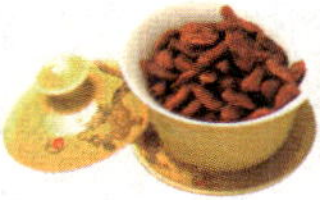

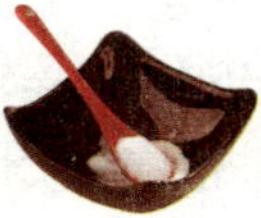

取乌鸡白凤丸4丸，盐1克。每次服2丸，每日2次，以淡盐开水适量调服。

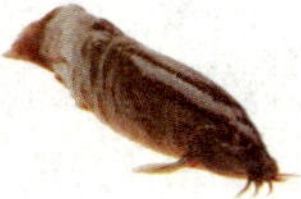

取泥鳅250克，油、盐、姜、葱、蒜、花椒、胡椒各适量。将泥鳅去内脏，切成小段，放所有调味料共煮成菜食用，连吃10～15日，可改善阳痿、早泄等症。

其他疗法

◎**坐浴**：每晚临睡前，先用凉水坐浴10分钟，再以温水坐浴15分钟左右，每日1次。

◎**贴敷**：取炮姜、小茴香各5克，然后将其研成末，再加入少许盐，最后用适量蜂蜜调匀，取适量敷在肚脐上，外贴胶布，5日后去除即可。

◎**熏洗**：取远志、黑附子、石菖蒲、蛇床子、丁香、木鳖子、海螵蛸各适量，放入砂锅内加水煎汤，然后倒入盆内，趁热先熏后洗，待温后，用其浸泡阴囊和阴茎，每日洗1次，每次15分钟。

◎**药袋**：取淫羊藿、仙茅、胡芦巴各12克，阳起石适量，急性子15克，将其一并捣碎，研为细末，然后装在细长的布袋中，做成药袋。将其系在小腹处，5日左右换1次药。

◎擦洗：取大豆皮40克，补骨脂20克，韭菜籽15克，白芷10克，然后一并放入砂锅内加水煎汤，再用干净的纱布蘸取药汁擦洗涌泉穴和关元穴，每日1次，7日为1个疗程。

✖ 饮食及行为禁忌

◎注意房事不宜过于频繁，治疗期间应该停止性生活。

◎一些药物会引发阳痿，如某些降血压药、利尿药、制酸剂等。

这种情况应就诊

◎突发性阳痿，但在手淫后或清晨仍可勃起时。

◎经过治疗，症状没有改善时。

医生叮嘱

◎有吸烟、酗酒、吸毒史的人需特别注意。

◎注意劳逸结合，不过度疲劳。

◎经常锻炼，增强体质。

◎妻子要理解、鼓励丈夫，帮助丈夫从心理上渡过难关。

前列腺增生

前列腺增生俗称前列腺良性肥大。随着年龄的增长，体质的下降，该病极易出现在中年男性身上。至于具体原因，目前尚不清楚。

症状表现

◎尿频、尿少。

◎排尿困难。

◎偶尔出现性欲旺盛。

◎腰酸腿软、全身乏力或者身体消瘦。

实用单方

玉蜀黍根茎叶方

材料 玉蜀黍根茎叶50克。

做法 将玉蜀黍根茎叶洗净，加水煎煮取汁。

用法 每日1次。

夏枯草饮

材料 夏枯草（干品）30克。

做法 将夏枯草用清水冲洗干净，然后放入锅中加水适量煎煮取汁。

用法 代茶饮。每日1次。此方可长期服用。

特效偏方

取白花石榴根30根，盐适量，猪瘦肉100克。将猪瘦肉洗净、切片，与白花石榴根一并入锅煮熟，加盐调味，吃肉喝汤。

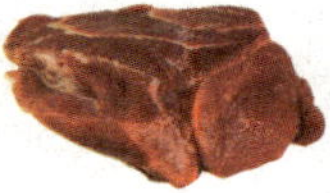

取南瓜500克，红枣50克，红糖少许。先将南瓜去皮，切成块状；红枣去核后洗净。再将南瓜块与红枣放入锅中，加水煮烂，加红糖调味即可。

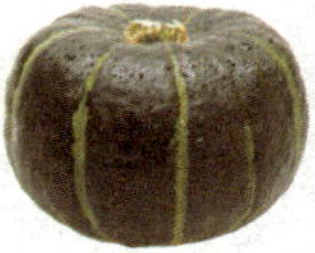

其他疗法

◎**洗澡**：将小茴香、防风、荆芥各适量加水放在一起煎，煎后将药水倒入水温42℃左右的浴池里进行洗浴即可。洗浴的过程中，要保持水温。每日可以照此方法洗浴1次。

◎**按摩**：仰卧，双手重叠放在脐下3寸（四指宽）丹田处，顺时针、逆时针各旋转按揉30次，力度要轻柔。

◎**贴敷**：取金钱草、败酱草各20克，刘寄奴、白花蛇舌草各30克，桃仁、红花、乌药、萆薢各15克，车前子12克，制香附8克。一起研成细末，然后用纱布将其包好敷于小腹即可。

◎做操：仰卧于床，双腿并拢，双手自然置于身体两侧，接着双腿并拢逐渐向前屈。用双手和双脚支撑着身体，逐渐抬高臀部至离床面15厘米，同时深吸气和提肛，保持3～6秒钟之后，缓缓地放下臀部，回到起始动作，全身放松，进行深呼吸，此动作反复进行9～36次。

✖ 饮食及行为禁忌

◎忌烟酒。

◎忌食辛辣刺激性食物。

医生叮嘱

◎保持情绪稳定，精神放松。

◎保持充足的休息。

◎注意天气变化，不要着凉。

◎适当多吃一些具有补肾助阳、利尿作用的食物，如羊肉、狗肉、鹿肉、虾、鲤鱼、冬瓜、赤小豆等。

◎适当进行性生活，既不纵欲，也不禁欲，可根据年龄和健康状况来定。

◎平时不久坐，多活动。坚持每日做适当的运动，或每周进行3～4次户外运动。

Part 6

妇产科疾病

妇产科疾病是女性常见病、多发病，包括外阴疾病、阴道疾病、乳房疾病等。由于许多女性对妇科疾病缺乏应有的认识，加之各种不良生活习惯，使身体状况每况愈下，导致一些女性疾病缠身，且久治不愈，给日常的生活、工作带来极大的不便。我们将在本章介绍一些常见的妇产科疾病和应对方法。

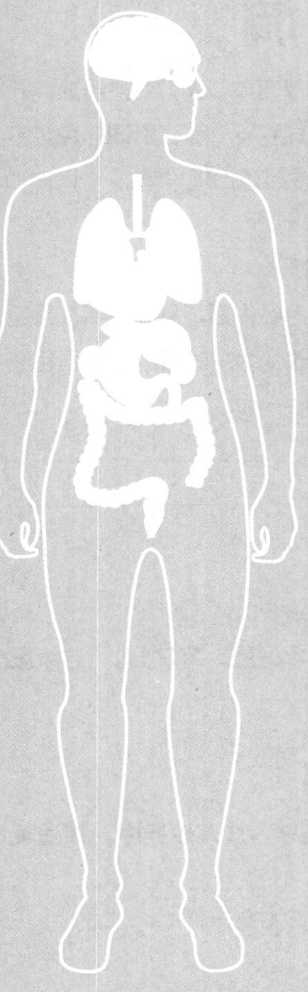

月经不调

月经是女性特有的生理现象。人们对月经的称呼有“例假”“大姨妈”“好朋友”等，所谓的月经不调是指月经的周期、经期或经量出现异常。

症状表现

◎以经期改变为主的经期延长。

◎以月经周期改变为主的月经先期、月经后期、月经先后无定期，以及以经量改变为主的月经过多、月经过少等。

实用单方

棉花子方

材料 棉花子250克。

做法 棉花子焙黄研碎，分为14包。

用法 以黄酒为引，红糖水送服。每日1包，连续服完为1个疗程。

荠菜汤方

材料 新鲜带根荠菜500克。

做法 新鲜荠菜洗净、切碎，放入砂锅中，加适量水，用中火煮沸即可。

用法 饮服，每日1次，约500毫升。

枸杞子茶方

材料 新鲜枸杞子适量。

做法 将新鲜枸杞子洗净，晒干，每次取用5克，用沸水冲泡。

用法 代茶饮。每日可泡服2次。具有清热，凉血，调经的功效。可改善血热型月经不调。

特效偏方

取鸡蛋2个，川芎15克。将川芎洗净，和鸡蛋一起放入锅中，加适量水，煮至鸡蛋熟透时关火。食蛋饮汤，可活血调经。

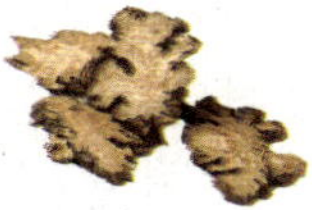

取月季花5朵，冰糖30克。将月季花洗净后，放入锅内，加2小碗水，然后用小火煎至减半，调入冰糖。佐餐饮汤。可活血调经，散瘀消肿。

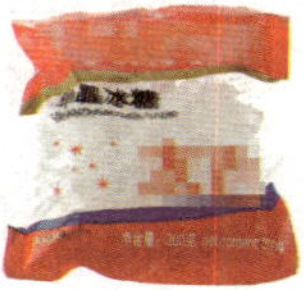

取西瓜秧120克，红糖250克。将西瓜秧晒干，研为细末，加入红糖混匀，分为3等份。每晚睡前用开水送服1剂。

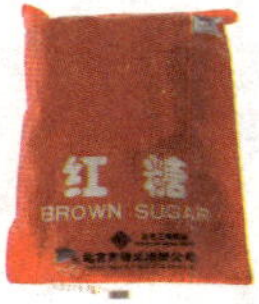

其他疗法

◎**青盐白芷敷法**：将白芷10克、青盐100克、五灵脂适量共炒热后，用布包好趁热敷于小腹部即可。每日可敷2次。

◎**葱白生姜敷法**：将葱白100克、生姜50克、盐250克共捣烂，然后一起炒热，用净布包好敷于气海穴。每日2次。

◎**益母草敷法**：将益母草和苎麻根各100克，分别洗净、切碎，再加黄酒一起炒热，敷于小腹部即可。每日可敷2次。

◎**吴茱萸敷法**：取肉桂、吴茱萸各10克，小茴香20克，一起共研成细末，再倒入适量白酒一起炒热，用布将所有材料包好敷于脐部，冷却后可再炒再敷。此法适用于寒湿凝滞型月经不调。

◎**热毛巾敷法**：用热毛巾敷下腹部可缓解因月经不调而引起的痛经。

◎**洗热水澡**：洗热水澡同样能够缓解月经不调。如果在洗热水澡时，能在水中加入天竺葵精油或洋甘菊精油效果更佳。

◎**泡脚**：用热水泡脚能够缓解月经不调带来的不适。在泡脚时如果水凉了要及时添加热水，否则会适得其反。泡脚的时间以15分钟为宜。

这种情况应就诊

◎月经不调病理原因不明时，最好去医院进行详细检查。

医生叮嘱

◎月经期间不宜食用生冷、寒凉性及辛辣刺激性食物。对于月经先期的女性，应少吃肉、葱、洋葱、青椒。若月经总是迟来，宜多吃肉类。

◎月经期间，要保持心情舒畅，避免精神刺激和情绪波动，以免损伤肝脾，或七情过度，五志化火，损及冲、任二脉而导致月经不调。

◎平时要注意气候变化，适当增减衣物，不要过热或过凉。经期要防寒避湿，避免淋雨、涉水、游泳等，尤其要注意下半身保暖，以免引起痛经或加重病情。

◎要节欲。节欲对月经不调的女性非常重要，房事过频，则双方皆伤精血，肾中精血亏少，肾气不固，则经行量多而不止。

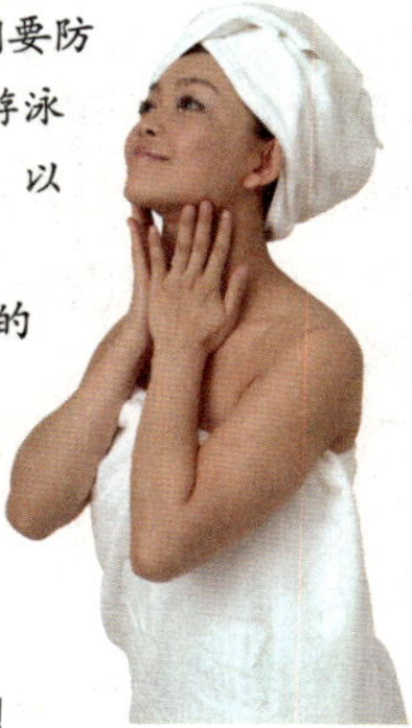

● 洗热水澡同样可以缓解月经不调哦！

痛经

痛经是指女性在经期及经期前后，出现小腹或腰部疼痛，甚至痛及腰骶的一种疾病。此病随月经周期而发，严重者可伴有恶心、呕吐等。

症状表现

◎小腹或腰部疼痛。

◎恶心呕吐，伴有冷汗淋漓，手足厥冷。

◎昏厥。

实用单方

山楂茶方

材料 山楂30克，白糖适量。

做法 将山楂用开水冲泡，加白糖调匀即可。

用法 代茶饮，经前3～5日开始，经停则停止服用。

益母草鸡蛋方

材料 益母草30克，鸡蛋2个。

做法 将鸡蛋、益母草放入砂锅中，加入清水适量熬煮，鸡蛋熟后剥去外壳再稍煮片刻，去除药渣即可。

用法 吃蛋喝汤。

鲜金荞麦根方

材料 鲜金荞麦根70克。

做法 将荞麦根水煎2次，取汁500毫升。

用法 分2次服用，经前3～5日服用。

阿胶方

材料 阿胶适量。

做法 将阿胶炒黄，研为细末。

用法 将阿胶末用黄酒冲服，每次6克。轻者每日1次，严重者每日3次。

三七粉方

材料 三七粉3克。

用法 三七粉用温开水送服。经前及痛经时使用，每日1～2次。

特效偏方

取干姜、红枣、红糖各30克。前二者分别洗净。将干姜切片，红枣去核，加红糖煎煮。喝汤，吃红枣。

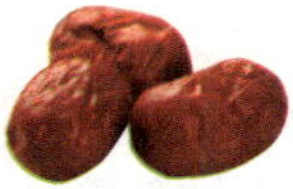

取黑豆60克，鸡蛋2个，黄酒100毫升。将黑豆与鸡蛋加入黄酒中同煮。

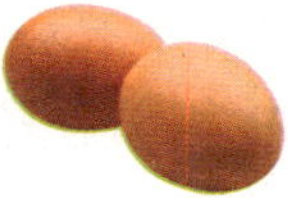

取益母草15克，红糖适量。先用水将益母草煎制，水沸后加入适量的红糖即可。腹痛时服用。

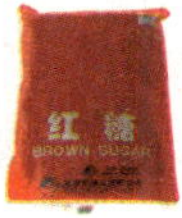

取柠檬半个，红糖适量。压挤柠檬，加红糖、开水，调成柠檬汁。一有痛经的迹象，即服用柠檬汁可缓解疼痛。

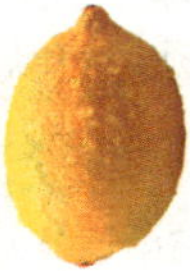

取延胡索、白芍各20克，醋炒五灵脂、甘草各9克，当归、川芎各15克。将所有中药水煎服。每日分3～4次服用。经前3～5日开始服用，到经期结束为止。

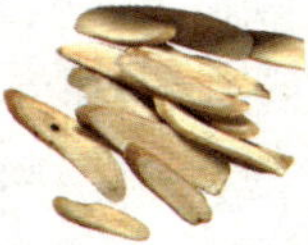

其他疗法

◎贴敷：取鲜姜125克，盐、大葱各250克。将鲜姜与大葱、盐一并捣烂，炒热，装入纱布袋中，将其热敷于肚脐下丹田处，每次0.5～1小时。每日3次，连用3日。或者取魔芋适量，放入热水中煮，取出后去掉水汽，用干毛巾包起来，将其贴在下腹部和腰部，每次10分钟，每日1～2次，在月经来潮前1个星期开始敷。

饮食及行为禁忌

◎经期忌游泳。

◎禁食寒凉性食物，如西瓜、香蕉、山竹、绿豆等，接触寒凉是加重痛经或引起痛经的一个重要原因。

◎不要食用辛辣、刺激性食物，如辣椒、咖啡、蒜、烈性酒等。

◎不可食用过酸的食物，如酸白菜、糖醋白菜、酸梅等，因其不利于经血排出。

◎不宜食肥腻厚味之物，如肥肉、甲鱼等。

医生叮嘱

◎注意精神调养，保持心情舒畅。

◎注意经期卫生，且经期要注意保暖，避免受寒。

◎养成良好的生活起居习惯。

◎平时宜进行适量的运动，避免过于劳累。

◎适量补充富含维生素E的食物，如蛋黄、花生油及豆类等。

◎避免寒凉、注意保暖。尤其在经期前后，更应避免接触寒凉物，如用凉水洗菜、洗衣服、洗脸、洗脚，淋雨。要特别注意下半身及两足的保暖，在月经来潮时可用暖水袋热敷下腹部，能减轻痛经的程度。

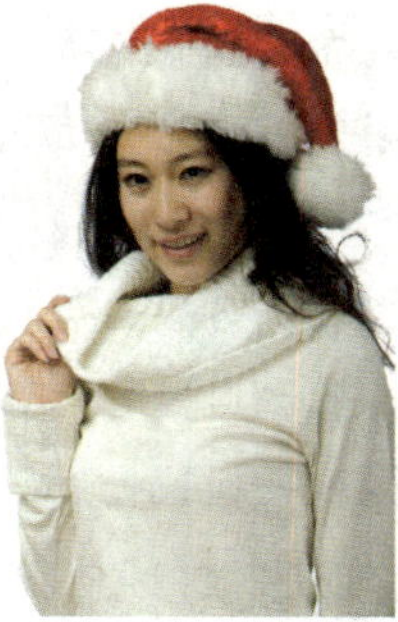

● 女性在经期要注意保暖，可有效避免痛经。

闭经

闭经是指女子年逾18岁月经尚未有初潮或月经周期已建立后又中断达3个周期以上的现象。女性14岁时，第二性征已经发育，月经尚未来初潮者称原发性闭经，月经已来潮又停止3个周期者称继发性闭经。

症状表现

◎女性年龄超过18岁，月经尚未来潮。

◎已行经而又中断达3个周期以上。

实用单方

丝瓜络方

材料 丝瓜络适量。

做法 将丝瓜络碾为细末。

用法 每次9克，每日服1次，连服5～7日。

薏苡根方

材料 薏苡根30克。

做法 薏苡根用水煎制。

用法 每日1剂，分2次服，连服3日。

阿胶方

材料 阿胶适量。

做法 将阿胶炒黄，研为细末。

用法 将阿胶末用黄酒冲服，每次6克，轻者每日1次，严重者每日3次。

百合花方

材料 百合花5克。

做法 百合花用水煎制。

用法 每日1剂，分2次服。

凌霄花方

材料 凌霄花20～30克。

做法 将凌霄花炒压为细末。

用法 每次6克，饭前用温开水送服，每日1次，也可用温酒送服。

特效偏方

取丹参20～30克，琥珀3克。将琥珀研成细末；丹参水煎。丹参汤送服细面。每日1剂，连服3～5日。

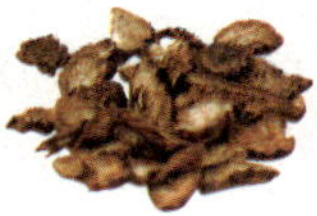

取鸡血藤10克，猪瘦肉150克。将鸡血藤洗净，与洗净、切块的猪瘦肉共入锅，加水炖至肉烂。食肉饮汤。每日1次，5日为1个疗程。

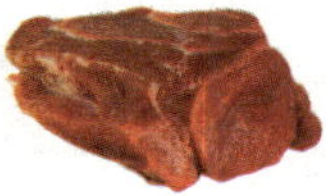

取川芎8个，鸡蛋2个，红糖适量。将川芎、鸡蛋一起加水同煮，鸡蛋煮熟后，去壳再煮片刻，去渣，加红糖调味即成。吃蛋饮汤。每日分2次服，每月连服5~7剂。适用于气血瘀滞型闭经。

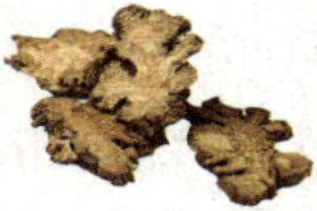

取丹参、红糖各60克。将丹参与红糖一起放入锅中，水煎取汁。代茶饮用。每日早、晚各1次。适用于阴血不足、血海空虚所导致的闭经。

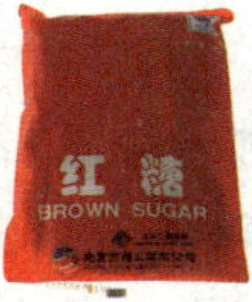

取黄瓜秧适量（约1米长，七八条），分心木（核桃仁的隔木）6克，将黄瓜秧、分心木一起水煎。每日1剂，早、晚各1次服用，连服5~7日。

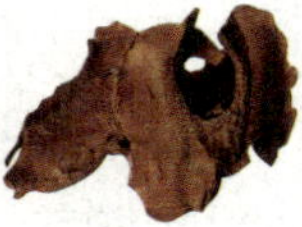

其他疗法

◎贴敷：取鲜姜125克，盐、大葱各250克。将鲜姜与大葱、盐一并捣烂，炒热，装入纱布袋中，将其热敷于肚脐下丹田处，每次0.5~1小时。每日3次，连服3日。

或者取魔芋适量，放入热水中煮，取出后去掉水汽，用干毛巾包起来，将其贴在下腹部和腰部，每次10分钟，每日1~2次，在月经来潮前1个星期开始敷。

✖ 饮食及行为禁忌

◎禁食生冷瓜果及辛辣刺激性食品。

这种情况应就诊

◎闭经时间较长，自己调养一段时间后仍然不见效果，需及时去医院就诊。

医生叮嘱

◎平时加强体育锻炼，可经常做一些保健操，多打打太极拳，多散步等。

◎平时要保持精神愉快，避免过度紧张。

◎经期要注意做好保暖措施，重点要放在腰部以下，两脚不要受寒，不要经常接触冷水。行经前后和产后应注意勿受寒湿，以免引起继发性闭经。

◎女性经期身体免疫力一般较弱，此时要避免过重的体力劳动，做到劳逸结合。

◎补充足量的蛋白质，加强营养。注意调养脾胃，在食欲良好的情况下，可多食肉类、禽蛋类、牛奶及新鲜蔬菜。

乳腺增生

乳腺增生是指乳腺上皮和纤维组织增生，乳腺组织导管和乳腺小叶在结构上的退行性病变及进行性结缔组织的生长。

症状表现

◎ 乳房一侧或双侧疼痛。

◎ 乳房一侧或双侧有肿块。

◎ 乳头溢出草黄色或棕色浆液。

◎ 月经失调。

实用单方

鲜老鹳草方

材料 鲜老鹳草30克。

做法 将老鹳草洗净水煎取汁即可。

用法 代茶饮。每日1次。

大葱汤方

材料 新鲜大葱250克。

做法 将大葱择洗干净后，捣碎，取葱汁1杯。

用法 葱汁加热后顿服。每日1次，可连续服用。

昆布水方

材料 昆布20克。

做法 将昆布洗净水煎取汁。

用法 喝汤。每日1次。

橘子籽方

材料 橘子籽500克。

做法 橘子籽烘干，研为细粉。

用法 每次服用10克，每日2次，温开水送服，连续服用，效果很好。

橘饼饮方

材料 金橘饼50克。

做法 将金橘饼洗净，切碎，放入砂锅，加水适量，用中火煎煮15分钟即成。

用法 每日1次。

特效偏方

取核桃1个，八角1粒。核桃去壳取仁，在吃饭前嚼烂吞下核桃仁和八角。每日3次，连用1个月。

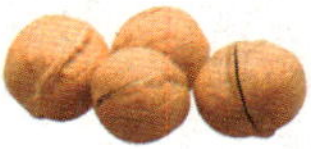

取山楂、五味子各15克，麦芽适量，水煎服。每日1剂，早晚分服。

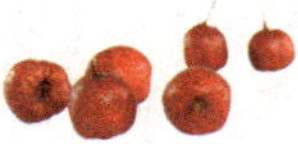

取天冬15克，合欢花9克，红枣5颗，蜂蜜少许。开水冲泡代茶饮。

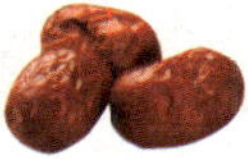

韭菜250克，生姜25克，牛奶250毫升。将韭菜、生姜切碎、捣烂，用洁净的纱布绞取汁液，放入锅内加入牛奶煮沸。每日早晚趁热顿服。

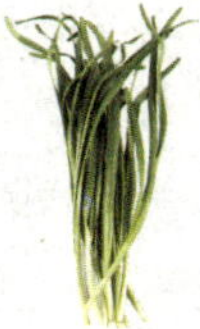

蒲公英60克，金银花30克，粳米100克。先将蒲公英、金银花煎取药汁，再加入粳米煮作粥。任意服食即可。

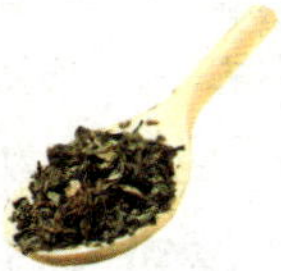

柴胡10克，白芍、香附、郁金各12克，青皮、丹参、三棱各9克，生牡蛎（先煎）、夏枯草各25克，白花蛇舌草、黄芪各15克。水煎服。每日1剂，早晚分服。

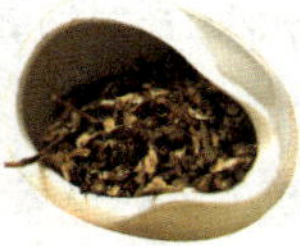

其他疗法

◎按摩：取坐位或站立位，食指、中指并拢，点按膻中穴（两乳头连线中点处），逆时针按揉2～3分钟，以局部有酸胀感为宜。也可以患者取坐位或侧卧位，充分暴露胸部。先在患侧乳房上撒些滑石粉或涂上少许液状石蜡，然后双手全掌由乳房四周沿乳腺导管轻轻向乳头方向推抚50～100次。

◎贴敷：取乳香、没药、黄柏、大黄、冰片各适量，将其共研为细末，再用蛋清调和敷在患处。

✖ 饮食及行为禁忌

◎忌烟、酒、咖啡、可乐等。

◎忌食葱、蒜、辣椒、桂皮等辛辣刺激性食物。

◎忌食公鸡、鹅、猪头肉等。

◎禁止滥用避孕药及含雌激素的美容用品。

◎少吃油炸食品、动物脂肪、甜食及补品。

医生叮嘱

◎佩戴合适的文胸，以托起乳房为宜；同时还要避免活动时对乳房的刺激，以减轻疼痛。

◎保持心情舒畅，情绪稳定。如果经常过度紧张、忧虑悲伤，会造成神经衰弱，加重内分泌失调，促使乳腺增生加重。

◎保证充足睡眠，不可经常熬夜。

◎生活要有规律，劳逸结合，保持性生活和谐。

◎多运动，提高免疫力。

◎多吃蔬菜和水果，多吃粗粮；多吃核桃、黑芝麻、木耳、蘑菇。

◎进行自我检查和定期复查。

妊娠呕吐

妊娠呕吐是指女性怀孕以后，孕1～3个月期间出现恶心等症状。妊娠呕吐一般会在短期内自行消失，对身体没有太大的影响，但也有少数病情严重者造成水电解质紊乱及代谢障碍。

症状表现

恶心、呕吐、眩晕、胸闷，甚至恶闻食味等。

实用单方

柚子皮方

材料 柚子皮9克。

做法 柚子皮水煎。

用法 热服，每日1～2次。

白豆蔻茶方

材料 白豆蔻10克。

做法 白豆蔻捣碎，用开水冲泡。

用法 含服，服药时，孕妇应缓缓举起左臂。

特效偏方

取鲜竹茹、糯米各50克。将鲜竹茹煎汁去渣，加入糯米煮成稀粥。稍温服，每日2～4次。

取柿蒂30克，冰糖60克。将柿蒂与冰糖一起用水煎。每日1剂。适用于脾胃虚弱型妊娠呕吐。

取砂仁5克，粳米100克。将砂仁研细末；粳米洗净，加水煮粥，待粥煮熟后调入砂仁细末，再煮1～2沸。食粥。适用于脾虚气逆、妊娠呕吐涎沫。

取甘蔗汁、生姜汁各100毫升。将甘蔗汁与生姜汁混合，隔水烫温。每次服30毫升，每日3次。

✖ 饮食及行为禁忌

◎忌食油炸、生冷及辛辣食物。

医生叮嘱

◎饮食宜清淡，少量多餐，选择松软易消化的食物。

◎注意口腔卫生，每次呕吐后用开水或淡盐水漱一下口。

◎保持心情舒畅，消除恐惧及顾虑心理。

◎保持室内空气清新，避免异味对孕妇造成刺激。

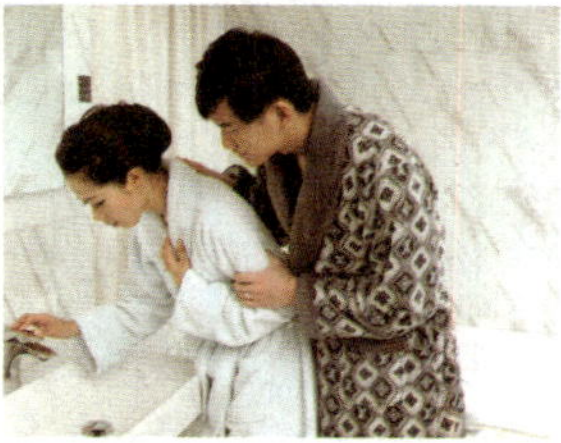

● 妻子孕期呕吐严重时，丈夫一定要多照顾妻子。

妊娠水肿

妊娠水肿是孕妇极易出现的一种常见症状，是指孕妇在妊娠期间发生的面部、肢体肿胀，但是没有蛋白尿及高血压等表现。

症状表现

◎小腿及足部明显水肿。

◎大腿、外阴水肿。

◎腹部出现水肿。

实用单方

白茯苓粥方

材料 白茯苓30克，粳米50克。

做法 将白茯苓研为细末，然后与粳米入锅加清水煮粥即可。

用法 每日1次。

特效偏方

取南瓜蒂适量。将南瓜蒂烧炭存性，研为细末。南瓜蒂末用温开水送服，每次1克，每日3次。

取鲤鱼1条，冬瓜120克。将鲤鱼去鳞、内脏，与冬瓜入锅加清水炖熟，吃鱼喝汤。每日1次，连服7日。

取当归9克，芍药10～30克，茯苓、白术、泽泻各12克，川芎6克。将上药捣为细末。每次取6克，酒调服，每日3次。或者水煎煮，分2次服用。

其他疗法

◎按摩：患者取仰卧位，家人用双手拇指与其余四指的对合力，自股外侧提拿下肢外侧至外踝、足背，往返3～5次，动作要连贯和缓，力道均匀。然后如上法提拿下肢内侧3～5次。每日早晚各按摩1次。

饮食及行为禁忌

◎平时要少食或不食煎炸食品及易胀气的食物。

◎忌吃辛辣、刺激性食物，如辣椒、韭菜、蒜等。

◎忌酒。

医生叮嘱

◎平时的食物应以清淡、细软、易消化为主。

◎平时适量补充一些维生素C、维生素E及B族维生素类食物。

◎水肿严重者，休息时宜抬高下肢，同时应注意保暖。

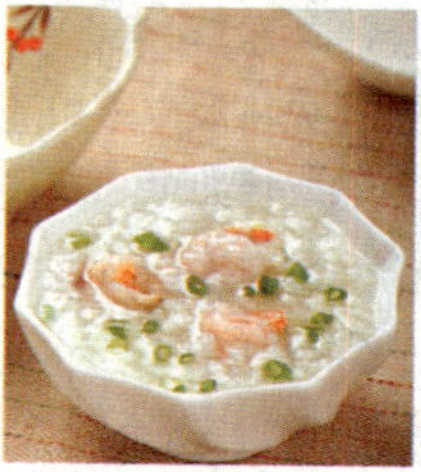

● 孕期饮食宜清淡，多喝些细软，易消化的粥品，可有效缓解水肿症状。

产后缺乳

产后缺乳是指产后哺乳期间产妇乳汁少或全无。通常认为是由精神压抑、缺乏营养、睡眠不足及哺乳不当所致。

症状表现

◎哺乳期乳汁少。

◎哺乳期全无乳汁。

◎哺乳期原本乳汁正常，期间突然乳汁减少。

实用单方

狗肾方

材料 狗肾1个。

做法 将狗肾洗净、焙干，研为细末。

用法 将狗肾末用红糖水冲服，连用3个狗肾。

凤尾草饮方

材料 凤尾草9克。

做法 先将凤尾草用清水冲洗干净，然后入锅加水适量煎煮取汁即可。

用法 每日2次，连服3日。宜在饭后服用。

紫河车方

材料 紫河车1个。

做法 将紫河车洗净、焙干，研为细末。

用法 将紫河车末用温水冲服，每次服用1克，每日服用3次。

佛手海带汤方

材料 佛手9克，海带100克，豆浆500毫升。

做法 将佛手、海带与豆浆一并煮汤。

用法 每日1次。

赤小豆方

材料 赤小豆100克。

做法 赤小豆洗净，加水700毫升，入锅中， 大火煮至豆熟汤成。

用法 去豆饮汤。

蒲公英方

材料 蒲公英15克。

做法 蒲公英水煎。

用法 分2次服用，每日1剂，连服3剂。

特效偏方

取通草24克，猪蹄2只。将通草与猪蹄入锅加清水炖煮至熟，然后去掉通草即可食用，连服3日。

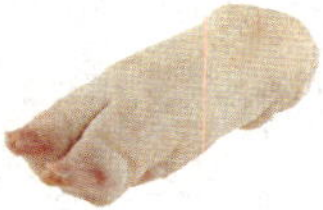

取鸡血藤、红糖各30克，银耳15克，黑豆20克。将鸡血藤、银耳和黑豆水煎取汁，加红糖调匀即可。每日1剂，3日为1个疗程。

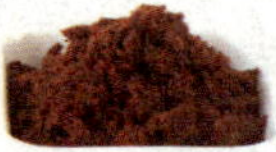

取豆腐150克，红糖50克，黄酒40毫升。将豆腐入锅加清水煮熟，再加红糖、黄酒调匀即可。

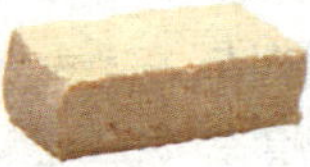

取无花果120克，猪蹄500克，盐适量。将无花果、猪蹄洗净，入锅加清水，用小火炖熟，加盐调味即可。每日1次。

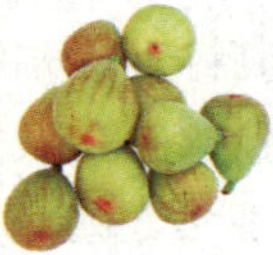

取猪肝500克，黄花菜100克，花生仁50克。将以上材料一并炖熟食用。每日1次。

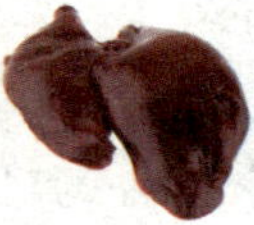

取黄花菜30克，黄豆50克，鸡肉150克，盐适量。将黄豆、黄花菜与鸡肉一并炖熟，加盐调味食用。每日1次，连服数日。

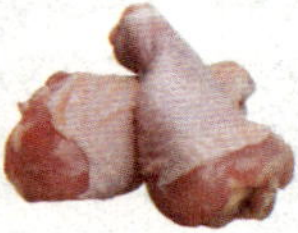

其他疗法

◎按摩：家人将两掌放在产妇的乳房两侧，然后用手掌掌面向中间推摩乳房，力度由轻到重，每次按摩2分钟。

◎贴敷：将鲜荠菜叶洗净、切细，加入适量酒一并捣烂，然后将其热敷在乳房上。或者产妇取仰卧位，家人将热毛巾敷在整个乳房上。每日3次。

✖ 饮食及行为禁忌

◎控制情绪，切忌恼怒。

◎忌吃辛辣刺激性食物。

◎忌烟酒。

医生叮嘱

◎生活要有规律。

◎一定要保持充足的睡眠。

◎保持情绪稳定。

◎科学配餐，保持饮食营养丰富；多吃富含维生素E的食物。

◎合理哺乳，保证乳房清洁卫生。

◎忌哺乳期使用雌激素类药物，因为雌激素会抑制人体的催乳素，导致泌乳减少。

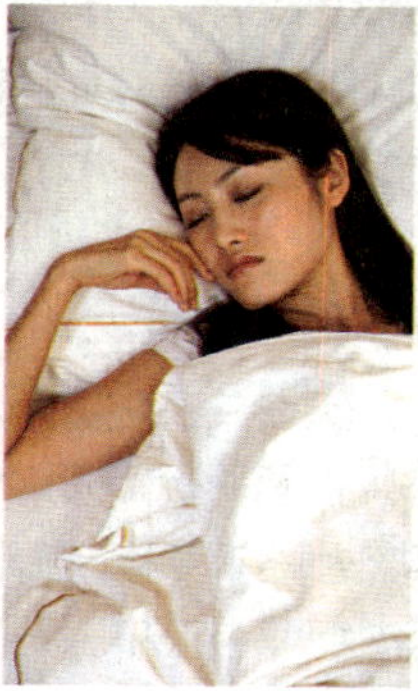

● 产后女性应保证充足的睡眠，这样有利于乳汁的正常分泌。

更年期综合征

更年期综合征是指女性在绝经前后由于卵巢功能衰退所引起的以内分泌失调和自主神经功能紊乱为主要表现的综合征。

症状表现

◎月经量逐渐减少、周期延长，出血时间缩短，逐渐停经。

◎感觉头颈部一阵阵地潮热，出汗、头晕目眩、头痛耳鸣、腰痛、喉部有烧灼感、注意力不易集中。

◎皮肤发麻发痒、有时有蚂蚁在身上爬动的感觉，甚至歇斯底里样发作等。

◎心悸、血压升高、肥胖、下肢水肿、关节疼痛、骨质疏松等。

实用单方

茯苓红枣粥方

材料 茯苓粉15克，粳米50克，红枣（去核）5颗。

做法 将茯苓粉、粳米、红枣加水煮粥。

用法 早晚服用。

百合方

材料 百合50克。

做法 将百合用清水浸泡1夜，捞出，加水200毫升，煮熟。

用法 连汁同食，常服有效。

特效偏方

取冬瓜、羊瘦肉各50克。将冬瓜、羊肉切片；先将冬瓜煮熟，再将羊肉片放入冬瓜中煮沸即可，佐餐食用。

其他疗法

◎精神治疗：经过医生耐心细致的解释及心理咨询、心理治疗，患者不健康的心理状态会得到改善，从而增强战胜疾病的信心。

饮食及行为禁忌

◎ 忌食辣椒、酒、咖啡、浓茶等刺激性食物。

◎ 减少摄入富含糖、胆固醇的食物。

医生叮嘱

◎ 不宜过多卧床休息，应该主动从事力所能及的工作和家务。

◎ 由于阴道自洁力下降，因此要注意下身清洁卫生。

◎ 和谐的性生活对病情恢复有利。

经前期综合征

经前期综合征是指女性在月经前1周或2周反复出现一系列影响日常生活和工作的身体、精神及行为方面改变的综合征。

症状表现

◎头痛、乳房胀痛、腹部疼痛、肢体水肿。

◎易怒、焦虑、抑郁及情绪不稳定。

◎思想不集中、工作效率相对较低等。

◎身体疲乏及性欲改变等。

实用单方

小连翘饮方

材料 小连翘全草12克。

做法 将小连翘全草洗净，水煎取汁。

用法 代茶饮。

覆盆子叶方

材料 覆盆子叶适量。

做法 将覆盆子叶洗净，水煎取汁服用。

用法 每日1次。

桃花方

材料 鲜桃花适量。

做法 将鲜桃花洗净生吃。

用法 每日1次，每月于月经前5日开始服用，月经干净停服。服用2~3个月有效。

特效偏方

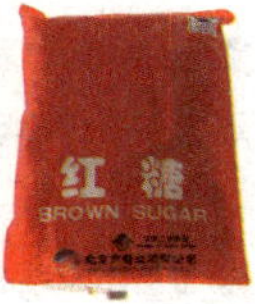

取苏木20克，熟黑豆、红糖各适量。将苏木与炒熟的黑豆加水同煎留汁，然后加入红糖调匀服用即可。每日1剂，连服半个月。

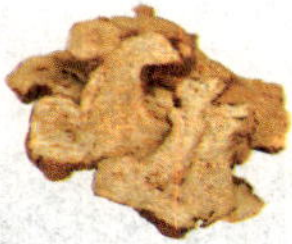

取柴胡、黄芩、姜半夏各9克，党参12克，白术8克，炙甘草6克。将上药用水煎服。在本病症状出现前1~2日开始服药至月经来潮。

其他疗法

◎泡澡：在温水中加入1杯海盐和2杯小苏打（碳酸氢钠），然后泡20分钟，每日1次。此法可放松全身肌肉，缓解经前期综合征。

饮食及行为禁忌

◎忌烟酒。

◎忌辛辣、刺激性食物。

◎少吃盐、甜食。

◎在症状开始前3日要少饮含咖啡因的饮料。

医生叮嘱

◎正确认识月经周期，正确对待经前某些症状的出现。

◎丈夫在妻子经期到来前几天从精神上鼓励、安慰，并给予百般的体贴和照顾，让妻子心情愉悦，这样就可以有效预防。

◎日常生活中要避免不必要的精神刺激。

◎平时养成良好的生活习惯。

◎保证充足的睡眠，不要熬夜。

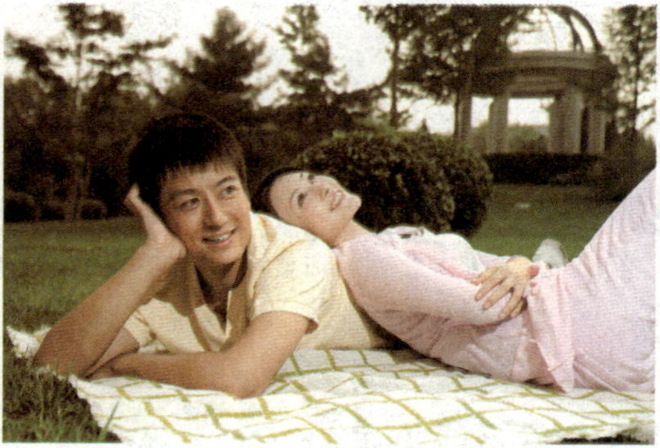

● 丈夫平时要对妻子百般呵护、照顾有加，让妻子心情轻松愉快，就能缓解妻子月经来潮前的紧张情绪。

Part 7 儿科疾病

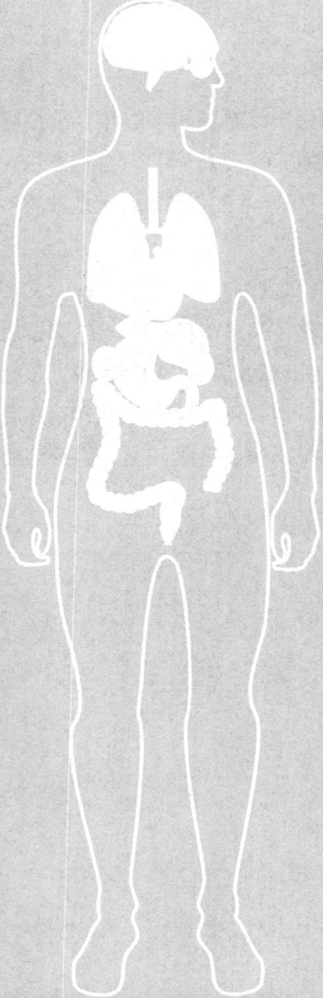

由于小儿脏腑娇嫩，机体免疫力弱，免疫系统发育不完善，因此很容易成为鹅口疮、腹泻、厌食症等小儿常见疾病的侵袭对象。希望年轻父母们可以通过阅读本章内容，科学合理地应用适当的单方、偏方及外治疗法，为孩子的健康保驾护航。

百日咳

百日咳是一种由百日咳杆菌引起的小儿急性呼吸道传染病。百日咳流行较广，一年四季都可发生，但以冬末春初多见。任何年龄的儿童都有可能罹患本病，但以1—6岁为多。

症状表现

初期表现为打喷嚏、流涕，或微热，2~3日后咳嗽渐剧。继而发展为阵发性痉咳，日轻夜重，咳后有特殊的吸气性吼声，即鸡鸣样回声；同时伴有涕泪俱作、弯腰曲背、胸腹疼痛、头额汗出、舌系带溃疡、眼睑水肿等症状。

实用单方

百部方

材料 百部10克。

做法 百部水煎。

用法 每日1剂，连服5~8日。

丝瓜蜂蜜饮方

材料 生丝瓜2条。

做法 丝瓜洗净，切碎捣汁。

用法 每次30毫升，加蜂蜜10毫升服之，每日3次。

特效偏方

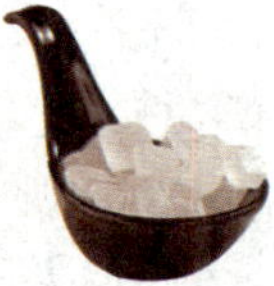

取枇杷叶10～15克，粳米100克，冰糖适量。枇杷叶水煎取汁，与粳米、冰糖一同煮成稀粥。每日早、晚温热服之。适用于百日咳痉咳期出现的痰多、呕吐症状。

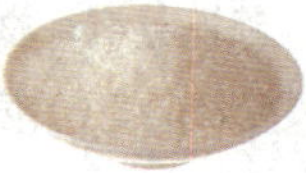

取鲜满天星15克，白糖适量。将满天星洗净，水煎去渣，加白糖调匀。分3次服，连服3～5日。

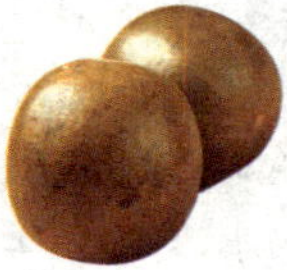

取罗汉果半个，柿饼3个，冰糖少许。把罗汉果和柿饼加清水两碗半煎至一碗半，加冰糖调味。分次服用。适用于小儿百日咳。

医生叮嘱

及时排痰，防止窒息。可以给孩子吃一些能稀释痰液的药物，以便痰液咳出，但咳嗽剧烈及年龄较小的孩童不宜服用，严重的痰涎阻塞要用吸痰器将分泌物吸出。

小儿腹泻

小儿腹泻是由多病原、多因素导致的以腹泻为主要特征的疾病。根据病因，该病可分为感染性和非感染性两种。

症状表现

◎ 大便次数明显增多，形状为稀糊状或水样，有股酸臭味。

◎ 精神萎靡，食欲不振。

◎ 口干，恶心呕吐，眼窝凹陷。

实用单方

刺梨子方

材料 鲜刺梨子3000克。

做法 将刺梨子加水3000毫升，小火煎至1500毫升。

用法 1岁以内小儿每次服10毫升，1—2岁小儿每次服15毫升，2岁以上小儿每次服20毫升。每日3次，空腹服用。

乌梅肉方

材料 乌梅肉2克，小苏打0.25克。

做法 乌梅肉和小苏打共研细末。

用法 冲服，每日3次。

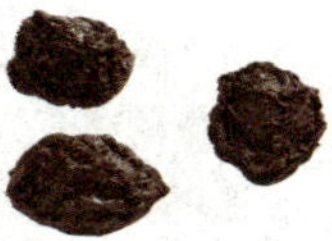

鲜马齿苋方

材料 鲜马齿苋20克。

做法 鲜马齿苋水煎。

用法 每日1剂，分2～3次服。

特效偏方

取苹果1个。将苹果洗净、去皮、去核，然后捣成泥状，必要时加温，分次喂食。

其他疗法

◎贴敷：取丁香5克，肉桂4克，木香3克。将上药共研为细末，放入纱布袋中扎紧口，然后将药袋置于脐上，再用胶带固定，敷1夜。通常1～3次即可见效。

饮食及行为禁忌

◎严禁宝宝咬玩具。

医生叮嘱

◎ 给宝宝添加辅食时应逐步添加，种类不宜太多。

◎ 给宝宝喂食时要定时定量，不可太随意。

◎ 到换季时，一定要注意保暖，根据天气调整宝宝衣服的多少。

◎ 宝宝睡觉时，避免使其腹部受凉。

◎ 宝宝的奶瓶、奶嘴和餐具要每日消毒1次。

小儿厌食

小儿厌食是小儿常见的一种症状，是指小儿食欲不振、拒食的一种病症。

症状表现

◎较长时间不想吃饭。

◎恶心呕吐、手足心发热、腹胀腹泻等。

◎面色萎黄、全身乏力，大便不成形。

实用单方

炒六神曲方

材料 炒六神曲适量。

做法 将炒六神曲研为细末。

用法 开水冲服。每日4克。

莱菔子方

材料 莱菔子（炒）12克。

做法 莱菔子（炒）水煎。

用法 每日服1剂。

特效偏方

取山楂、白糖各适量。山楂去核，加水煮成糊状，再加白糖调味食用。

取苹果1个。洗净、去皮，切成小块，放入碗内加盖，再放入锅中蒸透，然后捣成泥状，喂食。

其他疗法

◎按摩：用手指或手掌按摩小儿的腹部，时间以5分钟为宜，每日1次。

◎洗澡：取桃枝、柳枝各60克。将其切碎加水煎煮，去渣后留汁，趁药液温热给小儿洗澡，洗后要保暖。每日1次。

◎贴敷：炒神曲、炒麦芽、炒山楂各10克，炒莱菔子6克，炒鸡内金5克。将以上材料共研为细末，再加入淀粉，然后用白开水调成糊状，小儿入睡前取药糊在脐孔中，外以胶布固定，次日早晨取下。每日用药1次。

饮食及行为禁忌

◎应少吃肥甘厚腻的食物。

◎不要给小儿乱吃滋补品。

◎少给小儿吃零食。

医生叮嘱

◎尽量采用母乳喂养的方式喂养宝宝。

◎培养宝宝养成良好的生活作息习惯。

小儿斜颈

小儿斜颈俗称歪脖子，是一种头向身体一侧偏斜的儿科病症，通常指小儿先天性肌性斜颈。此病多由一侧胸锁乳突肌萎缩所致。

症状表现

◎头偏向一侧。

◎一侧胸锁乳突肌有梭形肿块，较硬不活动，至5个月后逐渐消退，胸锁乳突肌纤维性萎缩、变短、呈条索状。

◎面部健侧饱满，患侧变小，眼睛不在同一水平线，严重者可导致颈椎侧凸畸形。

其他疗法

◎**按摩**：用拇指、食指、中指提拿揉捏肿块，手法宜轻；如果已形成条索状，则手法可稍重。

◎**熏洗**：用当归、红花、赤芍、泽兰、威灵仙各10克，透骨草、香樟木、五加皮、伸筋草各15克，煎汤，趁热熏洗患处。

◎**贴敷**：取大黄、木香、桃仁、红花、栀子、玄明粉各等份。将上药共研细末，取药粉30克，以醋适量调匀，敷于患处，再用纱布包扎即可。一般3日换药1

次。如果敷后药粉干燥松散，可再加适量醋调拌继续使用。也可待小儿睡眠时外敷，醒后取下。

◎**牵拉**：持续将头牵向健侧，每日30~50次，可分次牵拉。牵拉时把患儿平放于床上，家长用双手按住小儿头部，将小儿下颌转向患侧肩部（即颈部包块处），转过去之后停顿1分钟左右，让肌肉处于拉伸状态，手法一定要轻柔，力道要掌握好。

◎**固定**：让患儿仰卧在床上，面向患病的一侧，枕部向健侧，用小米做成的枕头固定，使头保持在以上体位。

✖ 饮食及行为禁忌

◎小儿不宜过早竖抱，防止发生姿势性斜颈。

◎切勿让患儿总是将头偏向患侧。

医生叮嘱

◎产妇在喂奶时应将患儿头部引向健侧。

◎患儿睡觉时应在其患侧垫上枕头。

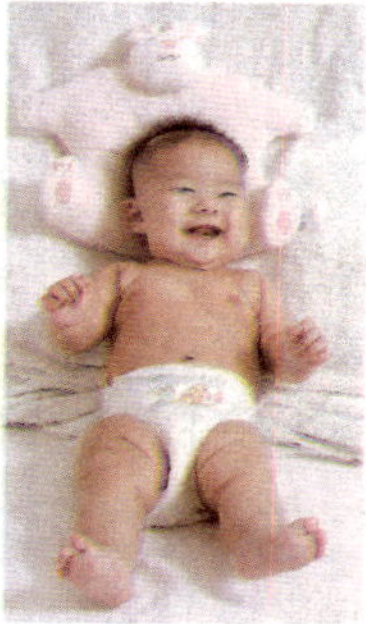

● 宝宝日常睡姿很重要，妈妈要经常纠正宝宝不良睡姿。

小儿疳积

小儿疳积是因长期消化不良导致营养不良的一种小儿慢性疾病。本病发作无明显季节性，且各年龄均可发病，但多见于婴幼儿。

症状表现

◎食欲不振。

◎精神疲乏。

◎身体干枯羸瘦，体重比同龄儿童明显要轻。

◎头发稀少，腹部胀大。

◎皮肤弹性差，面色泛黄或苍白。

◎烦躁爱哭，睡眠不安。

◎小便短黄。

实用单方

田皂角饮方

材料 田皂角20克。

做法 将田皂角水煎服。

用法 每日1次，连服3日。

乌梅汤方

材料 乌梅3个。

做法 将乌梅洗净，用米汤微火煎煮取汁。

用法 每次10毫升。每日3次。

甘薯叶方

材料 鲜甘薯叶250克。

做法 甘薯叶煮熟。

用法 淡食其汤。

特效偏方

取鳝鱼1条，鸡内金10克。将鳝鱼去肠，洗净、切段，同鸡内金加水共煮。每日1次，用酱油调食。

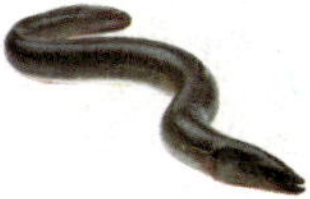

取栗子10颗，白糖5克。将栗子去壳捣碎，加清水200毫升煮成糊状，然后加入白糖调味服用。

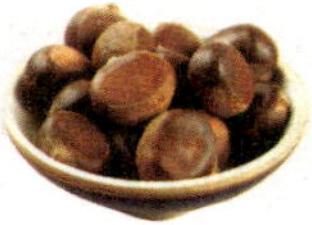

取醋适量。口服，每次3毫升，每日3次。

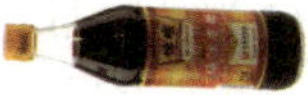

取陈石榴皮9克，红糖适量。将石榴皮水煎，加入红糖调匀，分3次服用，连服7日即可见效。

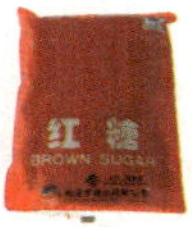

取胡萝卜250克，粳米50克。将胡萝卜洗净、切片，与粳米同煮为粥。空腹食用。每日2次。

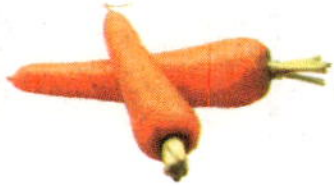

其他疗法

◎芳香疗法：取砂仁、白豆蔻仁各3克，甘松、山楂各15克，藿香、苍术各10克，冰片5克。将冰片之外的其他药材共研为细末，再加入冰片研匀，装入布袋扎紧口。白天佩戴于患儿胸前，夜间放在枕边，15～30日换药1次。

◎贴敷：取玄明粉、胡椒粉各等份，共研为细末，拌匀，取混合粉撒入脐中，外以纱布盖住，再用胶布固定。每日换药1次。

◎按摩：用双手拇指、食指、中指夹住患儿脊柱部皮肤，适度用力捏拿，双手交替移动向前，沿着尾椎骨到第1胸椎，自下而上捏脊3遍。每日1次，每次5分钟即可。

饮食及行为禁忌

◎忌吃蚕豆、花生、肥肉等。

◎不吃过凉、过硬的食物。

医生叮嘱

◎合理安排患儿的饮食，培养良好的生活习惯。

◎冬季要注意保暖，预防感冒。

◎注意室内空气流通，经常进行室外活动。

Part 8

家庭急救措施普及

日常生活中常会出现一些意外伤害，如动物咬伤、食物中毒、煤气中毒、烧伤、脚踝扭伤等，如果我们能熟悉一些应急方法，就能避免此类伤害或减轻伤害程度，从而为正式治疗争取时间。

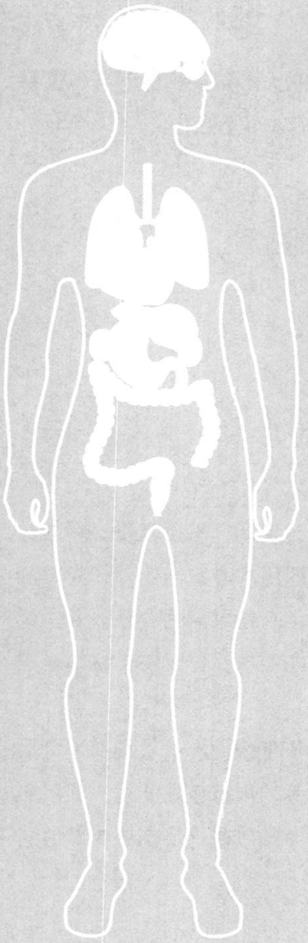

烧伤

烧伤对人体的伤害非常大，如果护理不当，极易引发细菌感染，导致败血症，甚至死亡。

主要症状

◎烧伤处红肿。

◎烧伤处有痛感。

◎烧伤处起疱。

◎触痛敏感、压迫时变白。

◎严重烧伤时皮肤黝黑、坏死。

急救措施

◎火灾发生时，应快速离开现场，采用水浸、翻滚、卧倒等方法灭火，然后立即用水冲洗伤处，一直冲洗到局部没有疼痛的感觉为止。如果穿的衣服很紧，就穿着衣服用冷水冲，尽快冲冷水，可以防止烧伤面积扩大。

◎经过以上方法处理后，Ⅰ度烧烫伤，可局部消毒后涂抹京万红软膏、烧伤膏等，再行包扎即可；Ⅱ度、Ⅲ度烧烫伤，应马上用干净床单盖好烧伤处，然后送往医院治疗。

烫伤

生活中人们难免会被沸水、滚粥、热油、热蒸汽等烫伤，这是常会发生的事。

主要症状

◎ 受伤的皮肤发红、膨胀，自觉火辣辣的痛。

◎ 出现水疱。

急救措施

◎ 烫伤后，应立即将烫伤部位浸泡在凉水中，这样既可以镇痛，又可以减少肿胀。

◎ 如果烫伤部位周围皮肤较脏，可先用肥皂水将伤处周围健康皮肤清洗干净；如果烫伤部位污染较重，可先用清水或生理盐水清洗，然后涂上干净的植物油，不要包扎。

◎ 如果皮肤出现水疱，原则上尽量不要将水疱弄破，可让其自行吸收。如果水疱较小，要将水疱周围的皮肤用酒精涂擦，然后用干净纱布包扎；如果水疱比较大，可用消过毒的注射针头在水疱低位处扎一个小孔，然后再轻轻挤出渗液或将渗液吸净，再用消毒纱布覆盖。

脚踝扭伤

脚踝扭伤是指人们在运动、劳动、行走、跳跃时，造成踝关节突然过度内翻或外翻，影响行动的损伤。

主要症状

◎ 踝关节周围肿胀和压痛，踝关节活动受限。

◎ 内侧韧带部位疼痛、肿胀、压痛。

◎ 踝外侧疼痛、肿胀，走路跛行。

急救措施

◎ 首先不要再活动已受伤的关节，用塑料袋装一些冰块后，再加点水敷在受伤的地方，每次敷15分钟，休息5分钟。

◎ 一旦脚踝扭伤，不宜再活动，应卧床休息，且休息时应将受伤的脚垫高。

◎ 待剧痛过后，可以以脚尖为支点，分别按顺时针方向和逆时针方向转动，如此稍加活动后还可行走，但局部疼痛可能还会持续数日。

◎ 脚踝扭伤后，可以贴敷伤湿止痛膏。

◎ 平时应以预防为主，在运动前做好充分的热身准备，以保护关节。

骨刺卡喉

生活中，有时候由于进食不小心，可能会让鱼刺、鸡骨头等卡在咽喉部，严重损害身体健康。

主要症状

◎咽喉不适或疼痛。

急救措施

◎吃饭时，如不慎将骨刺卡在咽喉，要马上停止进食。可试试把嘴张大呈“O”形，使咽喉腔拉直变圆，先深吸一口气，然后以最大的爆发力让气流从肺部直冲出口腔，如此反复几次，可将异物排出。

◎一旦出现骨刺卡喉，先张开口，如果能看到骨刺，就用干净的镊子或筷子将骨刺取出；如果看不到骨刺，可以取橄榄数枚，然后慢慢嚼咽，直至骨刺被吞下为止。

◎可以取威灵仙15克，醋200毫升，共煮沸4分钟，去渣，待凉后缓缓咽下。

◎可以取乌梅适量，洗净、去核，蘸白糖含化缓缓咽下。

◎如果以上方法均无法取出或咽下骨刺，应及时到医院进行救治。

蜂蜇伤

由于蜂类毒液中所含的成分可引起溶血、出血及过敏反应，故被蜂蜇伤后不可轻视，应及时治疗。

主要症状

◎ 局部红肿、疼痛、灼热感。

◎ 水疱、瘀斑。

◎ 局部淋巴结肿大。

◎ 头晕、恶心、烦躁不安等。

急救措施

◎ 被蜂蜇后，先用镊子轻压蜂针附近，把皮肤稍微压下，使蜂刺露出较长部分，用镊子将它夹出来。取下蜂刺之后，应先挤出毒血，再用肥皂和清水冲洗伤口，缓和毒性以减轻疼痛。清洗时，不要因痛痒而去抓伤口，否则指甲内的细菌会趁机侵入伤口内，引发炎症。

◎ 如果是被普通蜜蜂蜇伤，可用肥皂水、3%氨水、5%碳酸氢钠水、盐水等其中任何一种冲洗伤口。如果被黄蜂蜇伤，则要用醋冲洗。

◎ 将鲜马齿苋洗净挤汁涂抹在蜇伤处，连续数日即可起效。

酒精中毒

酒精中毒俗称醉酒，是因过量饮酒导致血液中酒精浓度升高引起的中枢神经系统的兴奋及抑制状态。

主要症状

◎兴奋期：出现眼部充血、面部潮红或苍白、眩晕等症状。

◎共济期：出现动作笨拙、步态蹒跚、语无伦次等症状。

◎昏睡期：出现昏睡现象，神经系统麻痹。

急救措施

◎轻度醉酒者，应立即喝些醋水（将醋用温水稀释），或吃些新鲜水果，如苹果、梨等，这些食物都有醒酒解毒、加快酒精排泄的作用；重度醉酒者应让其喝些醋水或白开水，或者用筷子刺激舌根催吐，然后再让他喝白开水。对于重度昏迷者，要使其头部偏向一侧，或者使其侧卧，这样可以防止呕吐物吸入到气管引起窒息。

◎如果经过以上方法处理，醉酒症状依然持续加重，那就应立即将患者送往医院进行治疗。

煤气中毒

煤气中毒也称为一氧化碳中毒。在生火炉取暖的地方，经常发生煤气中毒的事件，因此一定要重视。

主要症状

◎ **轻度中毒**：头痛、头晕、心慌、恶心、呕吐。

◎ **中度中毒**：轻度中毒症状加重，面部潮红、多汗、烦躁不安。

◎ **重度中毒**：神志不清、大小便失禁、四肢发凉、瞳孔散大、呼吸微弱或停止，甚至肢体僵硬或瘫软。

急救措施

◎ 通常情况下，轻度中毒者只要马上脱离中毒环境，及时呼吸新鲜空气，基本上很快就会有所好转。

◎ 中度、重度中毒者应紧急抢救：首先应迅速开窗换气，远离毒源，迅速撤离中毒环境。在注意保暖的情况下，将中毒者放置在通风良好的环境中，解开领扣，清理中毒者口中呕吐物使其保持呼吸通畅，并保持静卧，减少一切不必要的活动和刺激，以减少体内的耗氧量。有条件的话，可迅速给中毒者经鼻管高流量吸氧。抓紧与急救人员联系，迅速将中毒者送到具有高压氧舱的医院救治。

细菌性食物中毒

细菌性食物中毒是由于所吃的食物被细菌和毒素污染所致，此症多发于炎热的夏秋季节。

主要症状

◎ 头晕。

◎ 恶心、呕吐，呕吐物为食物残渣。

◎ 肚脐周围疼痛、腹泻，大便每日几次到几十次不等，多为稀水样粪便。

◎ 口干，眼窝下陷，皮肤弹性差，肢体冰凉，脉搏细弱，血压降低等。

◎ 症状严重可致休克。

急救措施

◎ 一旦中毒，如果进食时间不长，中毒者还没有呕吐，则可以设法催吐，吐后可喝温开水再催吐，以达到洗胃的目的。洗胃可重复进行几次，直到没有食物残渣排出为止。

◎ 一旦食物中毒，应立即就医。

◎ 让中毒者卧床休息，注意保暖，禁食8~12小时。待病情好转后，再进食米汤、稀粥、面条等易消化的食物。

毒蘑菇中毒

毒蘑菇中毒是外出旅游时可能发生的意外事件。不同的毒蘑菇含有不同的毒素，即使少量进食也会损害人体。

主要症状

◎胃肠型：进食后半小时至2小时，出现呕吐、泄泻、腹痛等症状。

◎神经型：进食后不久，出现恶心、呕吐、腹痛、泄泻、流口水、昏迷等症状。

◎精神型：表现为头晕、幻听、狂躁、自言自语等。

◎溶血型：表现为贫血、酱油色尿、眼白发黄、吐血、便血等症状。

◎肝坏死型：进食6～12小时后，出现泄泻、乏力、出血、抽风等症状。

急救措施

◎一旦发现毒蘑菇中毒，应马上取1毫升2%碘酒与100毫升水混合喝下或喝1杯浓茶水。或者让患者大量饮用温开水或淡盐水，然后设法多次催吐，从而使胃内存留的毒蘑菇被吐出来。

◎情况严重一定要及时送往医院，不要耽搁。